# 妇产科常见疾病治疗与病理学诊断

张　馨　等主编

上海科学普及出版社

**图书在版编目（CIP）数据**

妇产科常见疾病治疗与病理学诊断 / 张馨等主编 .
上海 ： 上海科学普及出版社， 2024. 7. -- ISBN 978-7
-5427-8838-2

Ⅰ . R71

中国国家版本馆 CIP 数据核字第 2024X76T09 号

**责任编辑** 李 蕾

**妇产科常见疾病治疗与病理学诊断**
张 馨 等主编
上海科学普及出版社出版发行
（上海中山北路 832 号 邮政编码 200070）
http://www.pspsh.com

各地新华书店经销 三河市铭诚印务有限公司印刷
开本 787 × 1092 1/16 印张 12.25 字数 210 000
2024 年 7 月第 1 版 2024 年 7 月第 1 次印刷

ISBN 978-7-5427-8838-2 定价：128.00 元

# 《妇产科常见疾病治疗与病理学诊断》

## 编委会


主　编：张　馨　枣庄市妇幼保健院

王兆辉　枣庄市立医院

程凤杰　枣庄市妇幼保健院

张　敏　枣庄市市中区妇幼保健院

丁瑞侠　枣庄市峄城区人民医院

李　艳　枣庄市台儿庄区涧头集镇中心卫生院

副主编：孙宜玲　滕州市第一人民医院

黄礼云　山东省中医药大学第二附属医院

赵瑞莲　枣庄市妇幼保健院

王娟娟　枣庄市妇幼保健院

李　芳　菏泽市牡丹区都司镇中心卫生院

赵传梅　枣庄市市中区永安镇中心卫生院

# 前　言

在医学的浩瀚星空中，妇产科作为探索女性生命奥秘与健康维护的重要领域，始终闪耀着智慧与关爱的光芒。随着医学技术的飞速发展和对女性健康认知的不断深入，妇产科疾病的诊疗与病理学诊断愈发显得至关重要。

本书开篇即引领读者步入妇产科疾病的基本概念殿堂，通过深入浅出的阐述，为后续的深入学习奠定坚实的基础。随后，我们精心挑选了妇产科领域中的常见疾病，从发病机制到临床表现，从病情分析到治疗要点，进行了全面而细致的剖析。这一过程中，我们不仅注重理论知识的系统性和完整性，更强调其实践应用的价值，力求使读者能够迅速掌握疾病的诊治要点，提升临床决策能力。

本书对女性生殖系统肿瘤及非肿瘤病变的病理学特征进行了简明而深入的描述。在显微镜下，这些病变展现出千姿百态的病理形态，而本书则通过准确的描述，让读者能够直观地理解这些复杂多变的病理过程。这不仅有助于临床医师更准确地判断病情，制定治疗方案，也为病理科专业技术人员提供了宝贵的参考依据。

在编排上，本书力求条理清晰、简明扼要、查阅方便。我们深知，在繁忙的临床工作中，一本好的参考书应当是医师们得力的助手，能够迅速解答疑惑，提供指导。因此，我们精心设计了章节结构，合理编排了内容布局，使得读者能够轻松找到所需信息，提高工作效率。

# 目　录

# 第一章　妇科生殖系统肿瘤

## 第一节　外阴良性肿瘤

【概述】

外阴良性肿瘤较少见，主要种类有乳头状瘤、纤维瘤、汗腺瘤等，其他还有神经纤维瘤、淋巴管瘤和血管瘤等。

【诊断】

1.临床表现

外阴部位可触及一肿块，表面光滑，边界清楚，活动性好，一般无触痛。亦无腹股沟淋巴结肿大。如果是纤维瘤，可以见肿块下垂且有蒂。

2.检查

单从外观上有时很难看出是哪一种肿瘤，要想确切地知道，需要手术切除并送病理检验。至于肿瘤是良性的还是恶性的，也需要通过病理检查来最后确定。

3.诊断要点

(1)无意中发现外阴无痛性肿块，生长缓慢。

(2)外阴局部肿块，质较硬，活动度好，边缘清楚，表面无压痛。

(3)局部活体组织检查(简称活检)可以确定病理类型。

4.鉴别诊断

主要是良性肿瘤自身种类的鉴别和与恶性肿瘤的鉴别。

(1)外阴良性肿瘤　外阴良性肿瘤主要有4种病理类型：乳头状瘤、纤维瘤、脂肪瘤和汗腺瘤，它们单纯从外观上无法明确，容易混淆，但是根据这4种病理类型肿块的生长情况，还是可以做出初步的鉴别诊断。

1)乳头状瘤：是一种生长在大阴唇外侧的单个小肿瘤，抚摸时感到比较硬，细看表面有无数个乳头状小突起。这种肿瘤有偶然发生恶变的可能。

2）纤维瘤：开始常从大阴唇长出，质地比较硬，突起，逐渐因为重量关系，下垂而有蒂，成为悬挂在大阴唇上的实性小肿瘤。

3）脂肪瘤：一般从大阴唇或阴阜部位的脂肪长出，瘤体大小不等，大的直径可达十几厘米。这种肿瘤不容易恶变，但可因其体积较大而有行动不便或性交困难等。

4）汗腺瘤：这种肿瘤从外阴的大汗腺长出，与表皮没有关系，直径为1～2cm。肿瘤生长慢，无症状。少数可有癌变。

（2）外阴恶性肿瘤　恶性肿瘤患者往往在病前有多年的外阴白斑或外阴瘙痒史，肿块表面粗糙，活动性差，与周围组织粘连，边界不清楚，恶性肿瘤晚期往往有肿块表面的破溃，腹股沟淋巴结肿大。

【治疗】

1.一般治疗

对于较小的肿块可以定期随访，局部可以使用铁箍散等散瘀化结的中药，同时须防止局部感染，若有感染可以口服抗生素治疗。

2.手术治疗

如果外阴肿块较大，行走时有异物感或者影响夫妻性生活，或肿块迅速增大有恶变可能，则须切除局部肿块。

【病情观察】

对于定期随访的外阴良性肿瘤患者要注意肿块是否有迅速增大的趋势，是否有表面的破溃，腹股沟淋巴结是否肿大。

【病历记录】

1.门诊病历的书写　详细记录患者发现肿块的时间，肿块的大小、质地、边缘、表面光滑度，有无表面的破溃，肿块的活动度，有无压痛，有无周围腹股沟淋巴结肿大，以及门诊病理活检的结果。如果患者拒绝病理活检，在劝说无效后应进行书面记录，并应有患者的签字。

2.住院病历的书写　在外阴肿块切除后必须有病理报告的记录。对于手术中肿块的大小、手术情况必须详细记录。

【注意事项】

1.医患沟通

（1）对于不进行手术的良性外阴肿瘤患者，医师必须告知患者肿瘤存在恶变的可能，如果有任何的异常都必须及时就诊，以免延误治疗的时机。

（2）除了告知患者一般的麻醉意外、手术并发症外，还要特别说明如果肿块过大，切除肿块可能会伤及外阴腺体，影响患者以后的性生活。

2.经验指导

（1）外阴良性肿瘤的诊断主要是依靠外阴肿块的切除，进行活检以确定病理类型，发现外阴肿块一般都建议患者进行活检，在病理报告出来之前医师不能随便作出良性肿瘤的诊断。

（2）外阴良性肿瘤的切除一般选择在月经干净后进行，肿块在切除时要尽可能完整切除，但要注意防止伤及周围的腺体结构。如果估计肿块比较深，由于外阴血供丰富可能会大量出血，术前应备血，必要时输血。

（3）手术中应尽量沿着完整的包膜切除肿块。如果肿块较大，强行切除可能损伤周围腺体则不需要完整切除。

（4）对于不愿进行手术的患者，必须让其定期来医院复查，同时让其注意有无肿块大小的变化，有无破溃、压痛，有无腹股沟淋巴结肿大，如果有任何一种变化必须及时就医，主要考虑是否有恶变的倾向。

## 第二节　外阴恶性肿瘤

【概述】

外阴恶性肿瘤以原发性的为主，约占女性生殖器肿瘤的4%，占妇女全身肿瘤的1%～2%。约2/3病变发生于大阴唇，1/3发生于小阴唇、阴蒂或会阴联合等处。大多数病变发生于外阴的前半部，发生于会阴部或大阴唇的外侧面者占少数。绝大多数外阴癌是鳞状上皮癌，平均发病年龄为50～60岁，40岁以前也可能发病。腺癌较少，常发生于尿道旁腺或前庭大腺部位。有时外阴癌局限于上皮内，在上皮内蔓延称为原位癌，亦称外阴上皮癌。上皮癌有2种：①鳞状上皮原位癌（又称波文病）；②湿疹样上皮内癌（又称佩吉特病）。上皮内癌主要发生于大阴唇。此外尚有基底细胞癌及恶性黑色素瘤。

【诊断】

1.症状

（1）外阴癌　因为女性外阴皮肤是鳞状上皮，所以恶性肿瘤以鳞状上皮癌最常见。患者主要症状是在外阴部发现一硬的小结节或肿块，在这之前大多数患者往往有多年的外阴瘙痒病史。外阴部癌性小结节或肿块常常会伴有疼痛或瘙痒，有的患者无疼痛或瘙痒症状。部分患者表现为外阴部位出现经久不愈的溃疡。晚期为典型的糜烂、肿块或不规则的乳头状瘤，颜色可呈白色、灰色、粉色或有黑素沉着，一侧或双侧腹股沟淋巴结增大、质硬且固定。当肿瘤破溃或继发感染时，可出现尿频、尿痛、排尿困难、排便困难等。

（2）外阴湿疹样癌　大多发生于绝经后妇女，主要症状是长期外阴瘙痒和疼痛。癌肿部位发红，表皮粗糙，有液体渗出，像湿疹一样。癌肿可以发生在一侧阴唇上，也可能累及整个外阴表面。这种癌转移比较少见。一般情况下不会发生淋巴转移，偶然可见局部周围组织浸润。

（3）恶性黑色素瘤　一般多发于小阴唇和阴蒂。可能与外阴部经常受摩擦和刺激有关。表现为外阴瘙痒、色素痣扩大、色素增加、表面溃疡、有血性或浆液性渗入物。

（4）其他外阴恶性肿瘤　包括基底细胞癌、外阴湿疹样癌等，均较罕见。基底细胞癌一般是位于大阴唇的肿块，中心可能破溃形成溃疡，其特点是生长缓慢，以向周围侵犯为主，极少通过淋巴管向远处转移。

2.体征

（1）鳞状上皮癌　可以表现为单纯性溃疡、白色病变、皮下肿块或息肉样病变。早期时表皮的上皮向间质浸润，逐渐形成皮下结节，此结节也可破溃、变小而被误诊为炎症，晚期发展成为菜花样赘生或溃疡。

（2）波文病　表现为暗红色粗糙斑，边界清楚且不规则，表面有结痂，去痂后可见肉芽组织和渗出面。

（3）佩吉特病　病变呈湿疹样变化，呈红色，略突起，伴有白色病变或小颗粒，有时形成浅表性溃疡和结痂。

检查往往会在外阴触及一肿块，质地较硬、活动性差，与周围组织粘连，一般会有轻度触痛，有的患者可以没有疼痛症状。晚期患者在其肿块发生坏死感染，表面可有破溃，有时可以在一侧或双侧腹股沟触及肿大的淋巴结，质硬、不活动。

3.检查

外阴肿瘤唯一的确诊手段是病理检查。并不是所有的腹股沟淋巴结肿大都表明外阴肿瘤的转移，当触及淋巴结肿大时须进行淋巴结活检来确定有无肿瘤的淋巴转移。

4.诊断要点

（1）病史　发现外阴肿块，伴有轻度压痛。

（2）临床表现　外阴触及一肿块，质地较硬、活动性差，与周围组织粘连，有轻度触痛，有的患者可能没有疼痛感觉。晚期患者在其肿块发生坏死感染，表面可有破溃，有时可以在一侧或双侧腹股沟触及肿大的淋巴结，质硬、不活动。

（3）辅助检查　活检可以明确肿瘤的病理类型。

对外阴病变应做详细的观察，如发现经久不愈的溃疡、丘疹样疣，或白色病变经治疗效果不明显时，应进行活检。除极早期类似良性病变而难以确诊外，一般诊断均无困难，但应与乳头状瘤、外阴结核、增生性营养不良、基底细胞癌、佩吉特病等相鉴别。活检为唯一可靠的鉴别方法，在甲苯胺蓝染色后的不脱色区处取活检，可获得较准确的诊断结果，必要时还需多次、多处活检方能最后确诊。

5.鉴别诊断

（1）外阴良性肿瘤　外阴部位可触及一肿块，表面光滑、边界清楚、活动性好，一般无触痛，也无腹股沟淋巴结肿大。主要依靠病理检查来做最后的鉴别。

（2）外阴损伤　是女性常见的疾病之一。发病原因多数为骑跨式跌伤，如阴部遭到猛烈碰撞、外阴部位受到暴力打击等。在这种情况下，外阴部有严重的挫伤，可有疼痛，能见到皮下淤血或血肿，时间长后血肿机化成为硬结。一般根据其外伤症状能够明确诊断。

（3）尖锐湿疣　是一种性传播疾病，一般与不洁性交有关。发病时，外阴瘙痒、分泌物增加。早期外阴部的皮肤、黏膜粗糙不平，随后可摸到小结节或肿块，为毛刺状，或者像大小不等的菜花状、鸡冠花状的灰白色肿物，多分布在小阴唇内侧、唇间沟、会阴和肛门。一般抗病毒治疗有效。

（4）假性湿疣　不是性传播疾病。在阴唇内侧可以看到有米粒大小的淡红色疹，两侧对称，分布均匀，通常能够自行消退。病理检查可明确鉴别。

【治疗】

外阴癌的治疗应视局部病变的大小、周围器官是否受累、临床对淋巴结的评估以及患者的具体情况区别对待，选择合适的治疗方案。治疗方法包括药物、激光、放疗和手术等。以手术治疗为主，其次是放疗。

1.药物治疗

用5%的5-氟尿嘧啶（5-FU）软膏涂于病灶处，但治疗效果不理想，失败率约为50%。

2.手术治疗

外阴癌的治疗以手术切除为主，近年来许多学者强调手术与放疗综合治疗在外阴癌治疗中的重要性。文献报道在一定范围内淋巴转移与病灶大小有关。Ⅰ期患者病灶小，淋巴转移机会小，单行外阴根治性切除可在不降低治疗效果的前提下减少手术创伤与手术并发症。外阴癌淋巴转移的特点是形成淋巴管转移，单行外阴病灶处理易造成腹股沟淋巴结转移。因此，对Ⅰ期患者腹股沟活检阴性者，仍应行腹股沟根治性治疗。对于可疑腹股沟淋巴转移者，应以手术治疗为主，腹股沟区的预防照射应足量，以达到预防复发的目的。

3.放射治疗

在行外阴及腹股沟术前、术后可以进行辅助放疗，术前放疗用于外阴肿块大、侵及周围器官、切除困难者，局部照射可使肿瘤体积缩小，有利于手术切除，保留器官功能，提高手术疗效。晚期患者一般情况差，不能耐受较大手术，或腹股沟淋巴融合、固定，不能切除，可给予放疗。

4.激光治疗

激光治疗主要是用二氧化碳激光，可保持外阴的外观，短期疗效较好，但也有1/3的复发率。

【病情观察】

主要是术后观察，定期检查外阴是否有新的肿块生长，表面是否有破溃，腹股沟淋巴结是否有肿大等。一旦怀疑为外阴恶性肿瘤，必须进行病理检查，如果病理检查确诊为恶性，必须及早进行治疗。早期（Ⅰ~Ⅱ期）发现并治疗，外阴恶性肿瘤具有较好的预后。

【病历记录】

1.门诊病历书写　重点详细询问并记录患者的症状，症状出现的时间，既往外阴白斑史（约有半数患者有外阴白斑史）、瘙痒史，特别注意有无腹股沟淋巴结肿大，有无妇科以外的临床症状，如尿频、尿痛、排尿困难、排便困难等。对所进行的检查必须详细记录，尤其是活检病理结果。

2.住院病历书写　由于顾虑手术后的影响，患者常要求单纯放疗而不愿意手术治疗，事实上对于单纯放疗效果可能不佳的年轻患者，医师必须如实告知患者，同时必须在病历上有所记录，写明一切可能的后果，包括肿瘤的转移从而最终失去手术的机会，甚至威胁生命，必须有患者的签字。

外阴癌术后必须有病理报告，手术中如果进行淋巴清扫，术后必须明确写明淋巴清扫的位置、淋巴结组数。病理检查淋巴结转移的结果，最终明确临床和病理分期分级。

【注意事项】

1.医患沟通

（1）外阴癌手术后外阴就失去了原来的形状，术后瘢痕收缩，可能会影响夫妻性生活。外阴恶性肿瘤对女性的身心损伤很大。尤其是年轻女性，因此事先必须明确告诉患者手术可能带来的影响，使患者做好心理准备。

（2）有些年轻患者可能拒绝手术，而要求单纯放疗，临床医师必须根据患者病变的分期来做出决定，同时告知患者可能出现的不良后果，如肿瘤进一步扩散最终将无法有效地治疗，有关谈话应予记录，并要求患者签字为证。总之，应尽量在医患之间找到一个治疗平衡点，不能随意迁就患者的决定。

（3）由于国情的不同，国外要求医师明确告诉患者真实的病情，但在我国患者家属往往要求医师对患者隐瞒病情，以免造成患者巨大的精神负担，影响治疗效果。对于这一点，医师必须根据实际情况来作出判断。由于现在很多人对医学知识了解得比较多，即使医师不向患者说明病情，患者在治疗过程中也会对病情有所了解。这一点医师必须向家属说明，以避免不必要的矛盾。

2.经验指导

（1）如果早诊断、早治疗外阴癌，其预后相对较好，早期治疗5年生存率为68.9%。早期发现外阴癌主要依靠患者自身的检查。

（2）在临床实践过程中应教会女性自查外阴。

（3）强调手术与放疗综合治疗在外阴癌治疗中的重要性。由于许多外阴癌都存在淋巴转移，因此，现在越来越强调手术和放疗相结合的方法。

## 第三节　宫颈癌

【概述】

宫颈癌（cervicalcarcinoma）可以发生在任何年龄的女性，但普查发现宫颈癌发病年龄多为40～55岁，20岁以前罕见。宫颈癌占女性生殖器官恶性肿瘤总数的半数以上，目前确切病因尚无定论，大多认为是多种因素作用的结果，如早婚、早育、多产、宫颈糜烂、性交过频、包皮垢及性激素失调等，也与社会经济状况和精神刺激有关。其中95%为鳞状上皮癌，腺癌约占5%。

【诊断】

1.症状

原位癌及早期浸润癌常无任何症状，多在普查中发现。主要症状的表现形式和程度多与宫颈癌病变的早晚及病理类型有一定的关系。

（1）阴道出血　早期表现为性交后或双合诊后有少量出血（称为接触性出血）。以后则可能有经间期或绝经后少量继续不规则出血，晚期流血增多，当癌肿侵蚀大血管后，可引起致命的大量阴道出血。一般外生型癌出血较早，血量也多，内生型癌出血较晚。

（2）阴道排液　大多数宫颈癌患者有不同程度的阴道分泌物增多。初期为黏液性或水样，后期混有血，晚期癌组织坏死脱落及继发感染，白带变浑浊，大量脓性恶臭白带。

（3）疼痛　为晚期宫颈癌症状，可出现严重持续的腰骶部或坐骨神经疼痛、下肢肿胀和疼痛。

（4）泌尿系统及直肠症状　癌肿压迫侵犯膀胱可引起尿频、血尿、排尿困难、膀胱阴道瘘。压迫输尿管可致肾盂积水、肾盂肾炎、尿毒症等。累及直肠可引起腹泻、便血、里急后重或粪瘘。

（5）恶病质　如消瘦、贫血、发热等。

（6）远处转移 如肝、肺、骨等局部症状。

2.体征

（1）全身检查 主要是了解有无远处转移，了解患者的全身状况等，主要检查浅表淋巴结是否肿大（尤其是锁骨上淋巴结的大小），肝脏及肾脏有无肿大，胃肠道和泌尿系统情况，有无恶病质出现。

（2）妇科检查 需行双合诊三合诊检查，检查要轻柔，对怀疑有晚期宫颈癌者，首先进行内诊，再放置窥器窥视，避免因放置窥器引起阴道大出血。

1）阴道及穹隆：癌累及阴道及穹隆可见癌灶、组织增厚、质硬、缺乏弹性等。

2）宫颈：宫颈癌外观可呈乳头、芽状、溃疡或浸润型。宫颈管型可形成桶状宫颈。癌组织质脆，触之易出血，表面有灰色坏死组织，并注意病变的大小。

3）宫旁：癌肿浸润主韧带和骶韧带，使其增厚，呈结节样，质硬，不规则，浸润可达盆壁，形成冷冻骨盆。

4）宫体及附件：宫体被癌组织侵犯可增大固定，伴有宫腔积脓，子宫体增大有压痛。注意双侧附件区有无增厚结节及肿块。

5）盆腔其他脏器：检查直肠的弹性、有无肿块、肠黏膜的光滑性、指套是否血染，以判断有无直肠壁的浸润。应注意膀胱部位有无包块。

3.检查

（1）宫颈细胞学检查 在门诊中，对于年龄大于30岁的已婚妇女需要常规进行巴氏涂片检查，作为宫颈癌筛查的主要手段之一。宫颈细胞学检查从细胞学上分为5级：1级，正常；2级，炎症；3级，可疑；4级，可疑阳性；5级，阳性。这种方法是目前使用时间最长、范围最广且最简便的一种筛查方法，据统计其灵敏度约87%，特异度约93%。3～5级涂片者应当行阴道镜下活检，2级者先按炎症处理后重复涂片检查。

（2）阴道镜检查 临床上对于宫颈细胞学检查为3级或3级且宫颈中、重度糜烂的患者需要进行阴道镜检查，阴道镜不能直接诊断癌瘤，但可协助选择活检的部位进行宫颈活检。据统计，如能在阴道镜检查的协助下取活检，早期宫颈癌的诊断准确率可达98%左右。但阴道镜检查不能代替刮片细胞学检查及活体组织检查，也不能发现宫颈管内病变。据统计，其灵敏度约为81%，特异度约为77%。

（3）人乳头状瘤病毒（HPV）检测 鉴于HPV感染的特殊性和重要性，在传统的宫颈疾病筛查的方法上又引进了HPV检测，大致包括HPV的染色镜检、血清学检测和HPV DNA检测。目前第2代杂交捕获试验法已在我国大医院中应用，该技术灵敏度高、特异性好，对高危型HPV感染检测有助于宫颈病变的诊治和随访。

（4）子宫内膜分段诊刮　对于反复阴道少量出血、阴道接触性出血的患者需要进行子宫内膜的分段诊断性刮宫并送病理检查，特别要强调的是“分段”，即宫颈管内膜和宫腔内膜必须进行区分，以明确癌组织的原发部位。因为宫颈癌可以是子宫内膜癌延伸所造成的。

（5）碘试验　是将碘溶液涂在宫颈和阴道壁上，观察其着色情况。正常宫颈阴道部和阴道鳞状上皮含丰富的糖原，可被碘溶液染为棕色或深赤褐色。若不染，为阳性，说明鳞状上皮不含糖原。瘢痕、囊肿、宫颈炎或宫颈癌等鳞状上皮不含或缺乏糖原，故本试验对癌无特异性。然而碘试验的主要目的是识别宫颈病变的危险区，以便确定活检部位，提高诊断率。

（6）氮激光　为肿瘤固有荧光诊断法，根据荧光素和肿瘤的亲和作用，利用人体内原有荧光，通过光导纤维传送激光激发病变部位，目测病灶组织与正常组织所发出的不同颜色加以诊断。见宫颈表面呈紫红色或紫色为阳性，提示有病变；出现蓝白色为阴性，提示无恶变。

（7）宫颈和宫颈管活检　在宫颈刮片细胞学检查为3～4级以上涂片，但宫颈活检为阴性时，应在宫颈鳞-柱交界部的6点、9点、12点和3点处取四点活检，或在碘试验不着色区及可疑癌变部位取多处组织，并进行切片检查，或应用小刮匙搔刮宫颈管，将刮出物送病理检查。宫颈癌以鳞状上皮细胞癌为主，占90%～95%，腺癌仅占5%～10%。通过组织病理检查，可以将宫颈癌的类型和程度区分开。

（8）宫颈锥切术　当宫颈刮片多次检查为阳性，而宫颈活检为阴性；或活检为原位癌，但不能排除浸润癌时，均应做宫颈椎切术。但现在有多种检查方法，尤其是阴道镜下宫颈活检的普遍使用，目前宫颈锥切术已较少应用。

（9）其他检查　在确诊宫颈癌后，根据具体情况进行胸部X线摄片、膀胱镜、直肠镜等检查以确定临床分期。

4.诊断要点

（1）年龄40岁以上多见，如有早婚、性生活紊乱等病史。

（2）原位癌及早期浸润癌常无任何症状，发展后主要症状有：①阴道出血；②阴道排液；③疼痛；④妇科检查体征：早期可见宫颈局部光滑或呈糜烂或颗粒状突起，质较硬，也可有表浅溃疡，触之易出血。肿瘤进一步发展后外观窥视宫颈可分为以下类型：①外生型：又称增生型，宫颈癌组织向外呈乳头状或菜花状突起，质脆易出血。②内生型：又称结节浸润型，癌组织向宫颈管壁内浸润，使宫颈管增粗或胀大，而宫颈外口和宫颈前后唇常较光滑。③溃疡型：前述两型进一步发展后癌组织坏死脱落形成溃疡、空洞，形成火山口状。④全身检查体征：注意转移病灶，如锁骨上淋巴结有无肿大；肺、肾或脊柱有无血行转移病灶；有无继发贫血、感染及恶病质等。

（3）宫颈癌的分期：根据妇科检查判断癌组织浸润累及部位分期如下（FIGO，1985）：

0期：原位癌。

Ⅰ期：癌局限于子宫颈。

Ⅰa：子宫颈临床前癌，为显微镜下诊断。

Ⅰ$a_1$：显微镜下仅有轻微间质浸润。

Ⅰ$a_2$：镜下间质浸润于基膜下＜5mm，水平扩散＜7mm。

Ⅰb：癌超过Ⅰ$a_2$的范围，可有血管和淋巴管瘤栓。

Ⅱ期：癌浸润阴道未达下1/3，浸润宫腔未达盆壁。

Ⅱa：癌浸润阴道但未达到1/3。

Ⅱb：癌浸润宫腔。

Ⅲ期：癌浸润阴道至下1/3，浸润宫旁达盆壁，由癌所致肾盂积水或无功能肾。

Ⅲa：癌浸润阴道至下1/3。

Ⅲb：癌浸润宫旁达盆壁，由癌所致肾盂积水或无功能肾。

Ⅳ期：癌超出真骨盆或浸润膀胱或直肠黏膜。

Ⅳa：癌浸润膀胱黏膜或直肠黏膜。

Ⅳb：癌超过真骨盆或有远处转移。

（4）病理检查　宫颈癌的早期诊断依赖于病理检查。一般的初步筛选通过宫颈刮片进行，如有异常则进行阴道镜下宫颈活检来最后确诊，在活检前可以进行碘试验或醋酸白试验以确定病变部位。

5.鉴别诊断

晚期宫颈癌诊断并不困难，早期需与下列疾病相鉴别：

（1）宫颈糜烂　宫颈外口周围有鲜红色小颗粒，质地软，不脆，可做宫颈刮片或活体组织检查以鉴别。

（2）宫颈息肉　常来自宫颈口内，突出宫口外，有蒂，表面光滑、红润、质软，单发或多发，极少癌变。但宫颈恶性肿瘤有时呈息肉状，故凡有息肉均需摘除，并同时送病理检查以资鉴别。

（3）宫腔或宫颈黏膜下肌瘤　若肿瘤表面感染坏死，极似宫颈癌。但阴道指检可触及瘤蒂，境界清楚。

（4）宫颈湿疣　是HPV感染的性传播疾病，于宫颈口可见团块型及丘疹型两类，常与宫颈癌难以区别。病检有空泡细胞、角化不良细胞及湿疣外底层细胞为主要特征。

【治疗】

1.非典型增生　轻者可按炎症处理，重者可行子宫全切术。

2.原位癌　一般多主张子宫全切术，年轻者应保留双侧卵巢。

3.镜下早浸癌　多主张行扩大的子宫全切术，即全子宫及阴道顶端1～2cm切除，无须清除淋巴结。

4.浸润癌　可放疗、手术及手术加放疗3种方法。

（1）放疗：适用于各期患者，放疗分为腔内和体外两种，可联合应用。腔内放射可用$^{137}$Cs（铯）、$^{192}$Ir（铱）等，体外照射多用直线加速器仪与$^{60}$Co（钴）等。

（2）手术：适用于Ⅰb～Ⅱa期患者，术式应行广泛性子宫切除术加盆腔淋巴结清除术。早期宫颈癌手术与放疗效果相同。

（3）手术加放疗：对于宫颈癌灶较大者，应在术前先行放疗，待病灶缩小后再行手术。如术后证实有淋巴结或宫旁组织转移者，应行放射补充治疗。

【病情观察】

一旦发现宫颈癌，一般都应及时进行治疗，包括手术治疗和放疗，手术之前主要根据妇科检查双合诊和三合诊的结果判断临床分期。宫颈癌治疗后必须严密地定期随访，尤其是中、晚期宫颈癌容易发生转移，术后必须观察患者是否有异常的阴道流血、疼痛、咳嗽、胸痛、血尿等，进行常规的妇科检查包括超声检查、肛查、肿瘤标志物癌抗原（CA）19-9、（CA）12-5、癌胚抗原（CEA）检查等，如果有咳嗽、胸痛、咳血等症状，必须进行胸部X线检查。

【病历记录】

1.门诊病历的书写

（1）重点详细询问并记录患者孕产史、婚育史、性生活史，以往是否有宫颈疾病，宫颈疾病的类型、持续时间，HPV感染史以及治疗情况（科学已经证实：HPV感染是宫颈癌最主要的病因）。

（2）对反复同房后出血且宫颈糜烂的患者，应高度怀疑宫颈癌的可能，必须建议其进行宫颈刮片或阴道镜检查，病史上必须写明，如果患者拒绝也应当有书面记录，最好由患者签字为证。

2.住院病历的书写

（1）宫颈癌术后必须有病理报告，手术的范围必须在手术记录中写明，对于术中进行淋巴结清扫的患者，术后必须写明清扫的范围、部位，这对于患者宫颈癌复发后的治疗非常重要。

（2）如果患者有生育要求或者对手术方法有异议，必须在病历中体现出来，并告诉患者可能的严重后果，如由于保留生育功能而导致宫颈癌治疗不彻底造成的宫颈癌的复发、转移等，最好有患者本人的签字为证。

【注意事项】

1.医患沟通

（1）由于HPV感染是一种性传播疾病，因此许多女性对于进行HPV检查持反感态度，事实上她们也会因此承受巨大的精神压力。对于这种患者，如果医师怀疑有HPV感染，则必须耐心劝导，说明利害关系，争取患者同意接受检查。但是宫颈刮片必须常规进行，这是目前宫颈癌筛查最基础的一项内容。

（2）诊断为HPV感染的患者，由于患者的病历也许会被其亲属尤其是配偶看到，为了避免不必要的家庭纠纷，减轻患者的痛苦，医师在患者的病卡上写下诊断的时候可以用英文名词“HPVinfection”来表达，这样既做到病历的完整规范又有利于患者。

（3）宫颈癌手术前除了告诉患者麻醉手术意外等可能的并发症外，必须了解患者对生育的要求，如果患者有生育要求且又属于宫颈原位癌，可以进行宫颈锥切术或放疗。但对于晚期患者治疗一般不考虑生育问题。

（4）由于国情的不同，国外要求医师明确告诉患者真实的病情，但在我国患者家属往往要求医师对患者隐瞒病情，以免造成患者巨大的精神负担，影响治疗效果，对于这一点，医师必须根据实际情况来作出判断。由于现在很多人对医学知识了解得比较多，即使医师不向患者说明病情，患者在治疗过程中也会对病情有所了解。这一点医师必须向家属说明，以避免不必要的矛盾。

2.经验指导

（1）妇科检查时应轻柔，特别是用窥器检查易碰伤癌组织，引起大出血。

（2）临床分期必须在治疗之前确定，分期一经确定，其后不得变更，故应由有经验的医师根据仔细的临床检查而决定，疑决不下时，应将其划入较早期。

（3）对于患有不同种类、不同程度宫颈疾病的妇女，由于早期宫颈癌与它们无法在肉眼上进行区别，因此在临床上，对于中、重度宫颈糜烂的患者建议进行阴道镜检查，必要时进行活检，以期及时发现癌变。对于轻度宫颈糜烂的患者临床上往往比较容易忽视，但是其同样存在癌变的可能，因此必须定期进行宫颈刮片检查，必要时行阴道镜检查。

（4）诊断确定后对复发病例的治疗仍是手术、化疗或放疗。首先应分析以往治疗是否合理、恰当、彻底，再根据复发者全身与局部情况，选择适宜的某一疗法或综合疗法，对晚期病例应对症处理。术后复发病例可选择放疗。

（5）Ⅰa期宫颈癌的诊断必须包括全部宫颈病变在内的宫颈切除或宫颈锥形切除、全子宫切除标本切片的显微镜检查以后才能确定。

（6）对于宫颈炎患者，如果宫颈糜烂达到中、重度，已经生育过的妇女在排除癌变后可以进行激光或微波治疗，此种治疗效果比较明显，但这种治疗可能导致宫颈粘连从而不易受孕，因此未育妇女应建议其生育后再进行物理治疗。

（7）随着宫颈癌患病的年轻化趋势，卵巢功能的保留和术后性功能的改善应受到重视。对于大多数宫颈癌患者来说，转移到卵巢者极少，保留卵巢对术后宫颈癌的发展也没有太大的影响，所以，对于年龄45岁以下采用手术治疗者，只要卵巢外观正常，可保留一侧或双侧卵巢。采用放疗者，放疗前也可先用腹腔镜进行卵巢移位后再放疗。由于有些宫颈癌可侵犯阴道，进行手术治疗时多需切除一段阴道，术后阴道较短，将对性生活造成一定的影响，所以，对于年轻患者，可在手术的同时进行阴道延长术。

（8）治疗后需定期随访以观察疗效，最初每周1次；随访3次后改为每月1次；1年后每半年随访1次，第3年后每年随访1次。如发现异常症状应及时至医院就诊。

（9）普及肿瘤知识、计划生育，注意科学避孕及性生活卫生。积极防治宫颈癌，如治疗慢性宫颈炎、配偶切除过长包皮等。

## 第四节　子宫肌瘤

【概述】

子宫肌瘤是女性生殖器中最常见的肿瘤之一，是由于子宫平滑肌细胞增生而引起的。发病率随年龄增长而增高，多见于30～50岁妇女。子宫肌瘤90%以上生长于子宫体部，仅少数（4%～8%）发生于子宫颈。根据肌瘤所在子宫肌壁的部位不同，可分为壁间、浆膜下、黏膜下及阔韧带内肌瘤。子宫肌瘤确切病因尚不明了，大多认为与雌激素刺激，致使未成熟子宫平滑肌细胞增生而成。

【诊断】

1.症状

大多数患者无明显症状，仅在妇科检查或因其他原因行妇科检查或手术时，偶然发现。子宫肌瘤的临床表现常与肌瘤的生长部位、大小、生长速度等有关。其主要症状如下：

（1）月经改变　为最常见的症状，表现为月经量多，经期延长。

（2）经期缩短　一旦肌瘤发生坏死、溃疡、感染时，则有持续性或不规则阴道出血。

（3）压迫症状　肌瘤压迫膀胱时出现尿频、排尿障碍、尿潴留等。压迫输尿管时导致肾盂积水；肌瘤压迫直肠时可致便秘、里急后重等。

（4）疼痛　肌瘤本身不引起疼痛。一般常见的症状是下腹坠胀、腰背酸痛等；浆膜下肌瘤发生蒂扭转时可出现急腹痛。肌瘤红色变性时，腹痛剧烈且伴发热。

（5）阴道分泌物增多　常见于较大的肌壁间肌瘤，由于子宫腔增大，腺体分泌增加而致白带增多。黏膜下肌瘤伴感染时，白带为炎性排液，量亦多，有时可呈血性。

（6）不孕　可能由于肌瘤压迫输卵管使之扭曲、子宫肌瘤改变宫腔形态及肿瘤本身作为异物妨碍孕卵着床等。

（7）腹部改变　腹部逐渐膨隆，甚至不对称。

（8）贫血　如肌瘤引起长期月经过多，常导致继发性贫血，严重时全身乏力、脸色苍白、气短、心悸。

2.体征

与肌瘤的大小、位置、数目以及有无变性有关。

（1）腹部检查　如肌瘤较大可在腹部扪及质硬、不规则、结节块状物。

（2）块状物妇科检查如为肌壁间肌瘤则子宫异常增大，表面有不规则结节状突起，单个或多个；如为浆膜下肌瘤则有时可扪及质硬球状块物与子宫有细蒂相连，可活动；如为黏膜下肌瘤时，子宫多为均匀性增大，有时宫颈口扩张、在宫颈口内或脱出在阴道内见有黏膜下肌瘤，呈红色，表面光滑、质实，如果伴有感染，肌瘤表面可见溃疡或渗出液覆盖。

3.检查

（1）超声检查　为目前常用的辅助诊断方法，可显示子宫增大，开关不规则，肌瘤数目、部位、大小及肌瘤内部是否均匀或液化、囊变等。超声检查既有助于诊断子宫肌瘤并为区别肌瘤是否有变性提供参考，又有助于与卵巢肿瘤或其他盆腔肿块鉴别。

（2）诊断性刮宫　通过宫腔探针探测子宫腔大小及方向，感觉宫腔形态，了解宫腔内有无肿块及其所在部位。同时刮取子宫内膜送病理检查，以排除子宫内膜增生过长或其他内膜病变。

（3）宫腔镜检查　在宫腔镜下可直接观察宫腔形态、有无赘生物，有助于黏膜下肌瘤的诊断。

（4）腹腔镜检查　肌瘤需与卵巢肿瘤或其他盆腔肿块鉴别时，可行腹腔镜检查，直接观察子宫大小、形态、肿瘤生长部位及性质。

（5）放射学检查　子宫输卵管碘油造影可协助诊断黏膜下子宫肌瘤，有肌瘤者造影摄片显示宫腔内有充盈缺损。CT与MRI亦有助于肌瘤的诊断，但一般不需使用此2项检查。

4.诊断要点

（1）月经改变，经期延长，月经量增多，有腹部包块，腹痛、腹胀、下坠感，腰酸，出现压迫症状（如尿频、尿急、便秘），白带增多等。

（2）典型的肌瘤能触及，一般在下腹中部，质硬，多不平整。在腹壁薄的患者，肿瘤的轮廓可清楚摸到，甚至能看出其外形。妇科双合诊一般可较清楚摸出子宫肌瘤轮廓。肌瘤居子宫前壁或后壁者则前壁或后壁较突出；如果是黏膜下子宫肌瘤，则可能表现为整个子宫均匀增大。

（3）B超检查是最简单、最准确、最迅速也是临床上最常用的诊断子宫肌瘤的方法。

5.鉴别诊断

子宫肌瘤常易与下列疾病混淆，应予鉴别。

（1）卵巢肿瘤　浆膜下子宫肌瘤与实质性卵巢瘤，肌瘤有囊性变者与囊性卵巢瘤而张力很大者，或卵巢瘤与子宫发生粘连者，在鉴别上存在一定困难。应详询月经史及腹部包块生长速度（恶性卵巢瘤较快），仔细进行妇科检查，因腹壁紧张妇科检查不满意者，可借助于麻醉药品或止痛剂下检查。检查包括肛诊，注意子宫体能否与肿块分离，并可用子宫探针测量宫腔长度及方向。综合病史、检查加以分析。在鉴别有困难时，还可以肌内注射缩宫素10U，注射后肿块有收缩者为子宫肌瘤，否则为卵巢肿瘤。大多数情况下，均可通过B超检查相区别。但有的需在手术中方能确诊。

（2）宫内妊娠　在妊娠前3个月，个别孕妇仍按月有少量出血，如误认为月经正常来潮而子宫又增大，往往错诊为肌瘤。应详细询问以往月经史（包括量的多少），有无生育史，年龄（年轻妇女患肌瘤概率更少）；还应注意有无妊娠反应。此外，妊娠者外阴、阴道着紫蓝色，子宫颈柔软，乳房胀痛感，乳晕增大。妊娠达4个月后，可感胎动或听到胎心音，用手探触可感到子宫收缩。除病史、体征外，还可做妊娠试验或B超检查来进行鉴别。

过期流产伴有不规则阴道出血，尿妊娠试验呈阴性反应，易误诊为子宫肌瘤。行B超检查，一般可确诊。必要时可行诊刮鉴别。

子宫肌瘤可合并妊娠，或误诊为葡萄胎。以往如曾查到肌瘤，目前又有早孕史和体征，而子宫大于停经月份，无阴道出血，妊娠试验阳性，则诊断当无困难。但以往未经确诊者，应详细询问月经是否过多，有无不孕史。检查时注意子宫有无肌瘤突出，必要时可严密观察。如有葡萄胎则停经后常有少量阴道出血，而腹部包块在短期内长大，妊娠试验阳性且滴定度高；B超检查葡萄胎呈雪片状特有波形。

（3）子宫腺肌病　子宫腺肌病的妇女，半数以上伴有继发性剧烈的渐进性痛经，常有原发性或继发性不孕，但很少超过2～3个月妊娠子宫。如伴有子宫以外子宫内膜异位症，有时可在后穹隆触到痛性小结节。此外，还可试用孕激素治疗，观察其效果，以资鉴别。但子宫肌瘤合并子宫腺肌病者也不少见，约占肌瘤的10%。B超检查更有助于鉴别。其他无症状或B超未查出者，则往往经手术切除标本的病理学检查始能明确。

（4）子宫肥大症　此症也可引起月经过多，子宫增大，易与小的壁间肌瘤或宫腔内黏膜下肌瘤混淆。但子宫肥大症常有多产史，子宫增大均匀，无不平结节，子宫增大常在2个月妊娠左右，探测宫腔无变形，亦不感觉有肿块存在。B超检查见不到肌瘤结节。

（5）盆腔炎性包块　子宫附件炎块紧密与子宫粘连常误诊为肌瘤。但盆腔炎块往往有分娩、早产或流产后急性或亚急性感染史，继以下腹痛、腰痛。妇科检查肿块往往是双侧性，较固定，压痛明显，而肌瘤多无压痛。包块虽与子宫关系密切，但仔细检查，往往可查出正常子宫轮廓。检查不清时，可探测子宫腔或做B超检查协助鉴别。

（6）子宫内膜癌　较大的有蒂黏膜下肌瘤突出于阴道内伴有感染而发生溃烂，引起不规则阴道出血或大流血及恶臭排液，易与外生型宫颈癌相混淆，在农村尤应注意。检查时手指应轻绕过肿物向内触到扩张的子宫颈口及瘤蒂，而宫颈癌则不会有蒂性感。必要时可行病理检查鉴别。宫腔内的黏膜下肌瘤继发感染、出血，白带增多，易与子宫内膜癌相混淆。诊断时可先行B超检查、宫腔细胞学检查等，而后行诊断性刮宫做病理检查。

（7）子宫内翻　子宫翻出后与垂脱于阴道内的有蒂黏膜下肌瘤相似。慢性内翻可引起阴道分泌物增多及月经过多。但双合诊时，除在阴道内摸到包块外，查不到子宫体、瘤蒂存在。子宫探针检查时，不能探入宫腔。有时可在肿块表面观察到双侧输卵管开口。但应注意，附着在子宫底部的黏膜下肌瘤往往引起不同程度的子宫内翻。

（8）子宫畸形　双子宫或残角子宫不伴有阴道或宫颈畸形者易误诊为子宫肌瘤。畸形子宫一般无月经过多的改变。如年轻患者在子宫旁有较硬肿块物，形状似子宫，应想到有子宫畸形的可能。常需行子宫输卵管造影以明确诊断。自有B超检查以来，畸形子宫易于诊断，甚至残角子宫早期妊娠于破裂前即可明确诊断。

（9）陈旧性异位妊娠　合并盆腔血块并与子宫附件粘连者，有可能误诊为子宫肌瘤。应仔细询问有无停经史、急性腹痛史及反复腹痛发作，结合患者多伴有严重贫血貌，妇检穹隆部饱满、触痛，盆腹腔包块与子宫难以分开，且包块边界模糊、硬度不如肌瘤等特点，应考虑陈旧性异位妊娠的可能。此时，可行阴道后穹隆穿刺，必要时注入10mL生理盐水，抽出陈旧性血液及小血块则容易鉴别。B超检查可助鉴别。

【治疗】

治疗原则应根据患者年龄、生育要求、症状及肌瘤的大小等全面考虑。

1.无症状子宫肌瘤　小于3个月妊娠大小，可每3～6个月复查一次。若40岁以上且出血量多或有不规则出血，应做诊刮排除恶变。

2.药物治疗　药物治疗的依据为子宫肌瘤系性激素依赖性肿瘤，采用拮抗性激素药物可有效地抑制肌瘤的生长。

1）雄激素：用以对抗雌激素，使子宫内膜萎缩，直接作用于子宫，使肌层及血管平滑肌收缩，减少出血。并使近绝经期患者提早绝经。常用药物有甲睾酮5mg，2次/天，舌下含服，每月用药20d。经期时肌内注射，每日25mg，连续3d，每月总量不超过300mg，以免引起男性化。

2）促性腺激素释放激素激动剂（GnRH-a）：可抑制垂体卵巢功能，有效降低雌激素水平，使肌瘤逐渐缩小，月经量减少或闭经，血红蛋白上升，从而纠正贫血状态。应用丙氨瑞林每日150μg，皮下注射，卵泡期开始给药，或布舍瑞林滴鼻，3次/天，每次300μg或长效GnRH-a，如醋酸亮丙瑞林3.75mg，每月1次，戈舍瑞林3.6mg，每月1次，连续3～6个月。不良反应为低雌激素症状，如潮热、出汗、头晕等，但很少有因此而停药者。对肝肾功能无影响，如用药不超过6个月，对血脂和骨质无影响。但停止治疗后，肌瘤可再次长大。

3）三苯氧胺：为抗雌激素药物，治疗子宫肌瘤剂量为10mg，2次/天，连续服用3～6个月，使用后月经量明显减少，肌瘤也可缩小，但停药后肌瘤又逐渐增大。不良反应与促黄体素释放激素（LHRH）类似物相似。

4）米非司酮：用法为每日10mg，连续服用3～6个月，不良反应有轻微的低雌激素血症的症状，如潮热、关节轻微不适等。个别患者有时有血清氨基转移酶暂时升高，停药后降至正常。

3.手术治疗

1）子宫切除术：适用于绝经前妇女、肌瘤大、出血症状严重者。手术疗效肯定，不会复发。

2）肌瘤切除术：对年轻、需要保留生育能力的妇女可采用。为减少术中出血及缩小手术范围，尤其接近输卵管口的肌瘤，可在术前应用CnRH-a治疗1个疗程，使肌瘤缩小后再行手术。

3）宫腔镜：对小型黏膜下肌瘤可应用宫腔镜下肌瘤切除术。

【病情观察】

主要观察患者月经周期、月经量，有无膀胱直肠压迫症状，有无贫血等症状。

【病历记录】

1.门诊病历的书写　询问并记录患者的症状，包括月经史、腹痛、压迫症状、白带增多、腰酸、腰腹坠胀、生育史等。对所进行的检查，尤其是阴道双合诊和三合诊必须详细描述，包括肿块的大小、质地、活动性、压痛等，这些对临床诊断非常重要。对B超结果也需清楚写明。

2.住院病历的书写　除常规告诉患者手术和麻醉的风险外，子宫肌瘤的手术方法有多种多样，对于希望保留子宫、进行肌瘤切除的患者，必须强调在肌瘤切除手术失败的情况下，做好子宫切除的准备，对这一点患者必须同意并签字。同时必须告知患者如果进行保留子宫的手术，子宫肌瘤复发的可能性非常大，可能需要行第2次手术。这些也应在病历中写明。

【注意事项】

1.医患沟通

（1）很多妇女把子宫作为女性的一种象征而拒绝行子宫切除术，即使在临床上切除肌瘤手术困难很大，仍然要求只行肌瘤切除，对于这种患者必须事先告知手术风险，尤其强调在肌瘤切除手术失败的情况下，必须做好子宫切除的思想准备，否则临床医师不能贸然手术，以免带来不必要的医疗纠纷。

（2）一般对于年龄≥45岁的患者建议行子宫全切或次全切术。对于年龄＜45岁或有生育要求的患者可以考虑行子宫肌瘤切除，当然还需要结合肌瘤数目、大小来决定。如果患者强烈要求保留子宫则必须告知子宫肌瘤复发的可能性非常大，让患者自己来权衡利弊，做出决定。

（3）对于希望生育的子宫肌瘤患者，术前需要向患者说明虽然保留了子宫，但是如果肌瘤较大，手术创面累及子宫内膜也可能影响生育能力，医师无法保证术后患者正常生育。同时，行肌瘤切除术后的瘢痕子宫，随着妊娠月份的增大有子宫破裂的危险，尤其是行多个子宫肌瘤切除术的患者，这一点也必须告知患者。

2.经验指导

（1）近年来子宫肌瘤的发病率不断升高，这主要与人们生活水平的提高以及对自己健康的重视有关，许多没有症状的患者只是因为到医院普查才发现自己患有子宫肌瘤，因此一般建议对30岁以上的妇女每年进行妇科体检，以期早日发现、早期治疗。

（2）子宫肌瘤的诊断一般没有太大的困难，B超是最简单也是效果最好的检查手段，临床上对于怀疑有子宫肌瘤的患者必须行B超检查。

（3）由于子宫肌瘤是良性病变，且与雌激素水平密切相关，因此，对于围绝经期妇女，如果患者的症状不明显，一般不建议手术。因为肌瘤可能随着激素水平的下降而缩小，除非症状严重、药物无法控制或肌瘤较大、缩小的可能性较小，或出现并发症时才考虑手术。如有不规则的流血，应及时就医。

（4）根据子宫肌瘤生长的部位可以选择不同的手术方式。对于黏膜下肌瘤可以采取经阴道肌瘤切除术或子宫切除术，浆膜下或肌壁间肌瘤可以采取腹腔镜下肌瘤摘除术或子宫切除术。

（5）子宫肌瘤的治疗可采取个性化治疗，根据患者年龄、生育需要、肌瘤部位、肌瘤数目而采取不同的治疗方式，不能一概而论。

（6）定期随访，一般2～3个月检查一次，包括妇科检查及B超检查。发现小腹胀痛、阴道排液增多和不规则阴道出血应立即就诊，往往有变性可能。尤其在绝经期前后更应积极随访，预防恶变。

## 第五节　子宫内膜癌

【概述】

子宫内膜癌（endometrialcarcinoma）为女性生殖道常见的恶性肿瘤之一，近年来发病率有上升趋势。本病多发生于绝经后或更年期妇女。

绝经期前后的不规则阴道流血是其主要症状，正确处理阴道流血对子宫内膜癌的诊断和治疗较为重要。本病的确切病因不明，但与长期持续雌激素刺激有密切关系，并与地理性差别、经济阶层差异、家族史、复发癌、糖尿病、高血压、肥胖、孕产（次孕产妇、未产、不孕症）、月经病（月经失调、初潮提前、绝经提前）、放射线影响等因素有关。

【诊断】

1.症状

子宫内膜癌发展缓慢，有时1～2年内病变仍可局限于子宫腔内，其转移途径可通过：①直接蔓延；②淋巴转移；③血行转移（较少见）。极早期患者可无明显症状，仅在普查或其他原因做检查时偶然发现，一旦出现症状则多表现为：

（1）阴道流血　常为不规则阴道流血，量一般不多，大量出血者少见。绝经后的患者可表现为持续或间歇性出血，尚未绝经的患者可表现为月经量增多、经期延长或经间期出血。

（2）阴道排液　少数患者表现为白带增多，早期往往为浆液性或浆液血性白带，晚期合并感染时可出现脓性或脓血性排液，并有恶臭。

（3）疼痛　到了晚期，当恶性肿瘤浸润周围组织或压迫神经时可出现下腹及腰骶部疼痛，并向上肢及足部放射。当恶性肿瘤侵犯宫颈、堵塞宫颈管，导致宫腔积脓时，可表现为下腹胀痛及痉挛样疼痛。

（4）全身症状　晚期患者常伴有全身症状，表现为贫血、消瘦、恶病质、发热及全身衰竭等。

2.体征

（1）全身表现　相当一部分患者有糖尿病、高血压或肥胖。贫血则发生于出血时间较长的患者。患者晚期因癌肿消耗、疼痛、食欲减退、发热等，可出现恶病质。

（2）妇科检查　早期盆腔生殖器官多无明显变化，子宫正常者占40%左右，合并肌瘤或病变至晚期，则子宫增大。绝经后妇女子宫不萎缩反而饱满、变硬，尤其应该提高警惕。但子宫内膜癌可与子宫肌瘤同时存在，所以子宫过大者不一定为晚期子宫内膜癌。卵巢可正常或增大或伴有女性化肿瘤的可能。双合诊时如因患者肥胖、疼痛或缺乏合作而触诊不清，不必坚持非要查明，因诊断的依据并不在于子宫的大小，患者的子宫颈多无病变可见，只是在晚期侵犯子宫颈时，可见癌组织自宫颈口突出。宫旁有浸润，系宫颈受累后所致。

（3）转移病灶　晚期患者可于腹股沟处触及肿大、变硬或融合成块的淋巴结，或有肺、肝等处转移体征。

3.检查

（1）细胞学检查　子宫内膜癌的阴道细胞学检查诊断率比宫颈癌低，其原因为：

①柱状上皮细胞不经常脱落；②脱落细胞通过颈管到达阴道时往往已溶解、变性，不易辨认；③有时颈管狭窄闭锁，脱落细胞难于达到阴道。为了提高阳性诊断率，不少学者对采取标本的部位、方法进行了改进，加上诊断技术水平的提高，子宫内膜癌的阳性诊断率也大大提高。对子宫内膜癌的细胞学检查，取宫腔标本可大大提高阳性率。

（2）B超检查 子宫超声检查对子宫内膜癌在宫腔大小、位置、肌层浸润程度、肿瘤是否穿破子宫浆膜或是否累及宫颈管等有一定意义，其诊断符合率达79.3%～81.82%。B超检查对患者无创伤性及放射性损害，故其是子宫内膜癌的常规检查之一。尤其在了解肌层浸润及临床分期方面，有重要的参考价值。

（3）诊断性刮宫 刮宫检查为确诊不可缺少的方法。不仅要明确是否为癌，还应明确癌的生长部位。如果宫颈腺癌误诊为子宫内膜癌，而按一般子宫切除处理，显然不妥；若为子宫内膜癌而误行子宫颈腺癌处理，也不妥。但镜检并不能区别子宫颈腺癌或子宫内膜癌，因此需要做分段诊刮：先用小刮匙刮取宫颈管内组织，再进入宫腔刮取子宫两侧角及宫体前后壁组织，分别瓶装标明，进行病理检查。子宫内膜活检的准确率为87%～100%，优点在于组织学检查可以明确诊断，缺点是盲目取材或取材不足，特别在绝经后患者往往取材不足。因此，目前逐渐倾向于宫腔镜观察下直接取活检。

（4）宫腔镜检查 由于纤维光源的应用及膨宫剂的改进，这种很早停滞的技术近年再度发展起来。$CO_2$气体膨胀，视野清晰，在备有流量计装置的情况下，使用很安全。宫腔镜不仅可观察宫腔，而且能观察颈管，尤其是显微宫腔镜的应用，使得观察能更加细致。而近年研制的接触性宫腔镜，不需膨宫，使检查更加简便和安全。宫腔镜下既可观察癌肿部位、大小、界限是局限性或弥散性，是外生型或内生型，及宫颈管有否受累等；又对可疑病变行活检，有助于发现较小的或早期病变。宫腔镜检查诊断内膜癌的准确性为94%，子宫内膜上皮瘤为92%。如果采用直接活检则准确率高达100%。宫腔镜检查时注意防止出血、感染、穿孔等并发症。

（5）腹膜后淋巴造影 可明确盆腔及主动脉旁淋巴结是否转移，以利于决定治疗方案。Ⅰ、Ⅱ期子宫内膜癌，盆腔淋巴结阳性率分别为10.6%和36.5%。

（6）CT与MRI CT对内膜癌诊断有一定价值，CT扫描图像清晰，组织细微结构可准确描出，对肿瘤大小、范围，CT可准确测出，子宫壁肿瘤局限者83%能确定病变阶段。CT还可确定子宫肿瘤向周围结缔组织、盆腔与腹主动脉旁淋巴结及盆壁、腹膜的转移。尤其对肥胖妇女的检查优于超声检查。MRI是三维扫描，优于CT的二维扫描，对Ⅰa期内膜癌可扫描出。且可扫描出病灶从内膜向肌层浸润的广度，即表现为呈不规则的高信号的子宫内膜增厚区，向子宫肌层之间的连接区的低信号的消失。MRI诊断总的准确率为88%，它能准确判断肌层受侵犯程度（放疗后不准），从而较准确估计肿瘤分期。对盆腔较小转移灶及淋巴结转移，MRI诊断尚不理想。

CT与MRI在内膜癌诊断方面独具一定特点，但诊断准确率并不比B超高，而且费用均较昂贵，可增加患者经济负担，一般而言，通过细胞学、B超检查，而后行诊断性刮宫病理检查，绝大多数患者可得到明确诊断。

4.诊断要点

（1）病史

1）月经紊乱史，特别是子宫内膜增生过长史、不孕史、长期服用雌激素药物史、卵巢肿瘤史等。

2）合并肥胖、高血压病、糖尿病及不孕不育史。

（2）临床表现

1）不规则子宫异常出血：根据出血性质可分4种类型；①不规则子宫出血，流血频度、流血量、持续时间日趋严重者，占51%；②不规则点滴状出血，量少，多发生于大便用力之后，性交后出血量稍有增多；③少量点滴出血或白带中混有血液，常为间断性，多出现在绝经后患者；④突然严重出血，血液大量似潮涌样自子宫流出，在绝经前患者中并不少见，占首发症状的11.5%。

2）阴道排液：在病变组织溃疡坏死形成以前，恶变的腺体已有大量水样分泌物排出，甚至有21.9%的患者以白带增多为首发症状。开始为清澈水样白带，后期继发感染，则有恶臭、脓血样液体排出。

3）晚期时因肿瘤浸润周围组织或压迫神经而引起下腹及腰骶部疼痛。

4）妇科检查：早期患者可无异常发现，稍晚期则子宫增大，有的可触及转移结节或肿块。

（3）病理检查　诊断性刮宫进行病理检查可以发现不同类型的癌细胞。

（4）临床分期

Ⅰ期：癌局限于宫体。

Ⅰa：宫腔长度≤8cm。

Ⅰb：宫腔长度＞8cm。

Ⅰ期：必须做组织学检查再分级为：$G_1$：高度分化；$G_2$：中度分化；$G_3$：未分化；$G_4$：未定级。

Ⅱ期：累及宫颈。

Ⅲ期：扩散到子宫外，但未超越真骨盆。

Ⅳ期：扩散到真骨盆以外，或累及膀胱或直肠之黏膜。

5.鉴别诊断

1.更年期功能失调性子宫出血　主要表现为月经紊乱，如经量增多、经期延长、经间期出血或不规则出血等。妇科检查无异常发现，与内膜癌的症状、体征相似，临床上难以鉴别。不应诊断为功血即行治疗，应先行分段刮宫，明确诊断后对症处理。

2.老年性阴道炎　主要表现为血性白带，需与内膜癌相鉴别。前者见阴道壁充血或黏膜下散在出血点，后者见阴道壁正常，排液来自宫颈管内。老年妇女还须注意两种情况并存的可能。

3.子宫黏膜下肌瘤或内膜息肉　多表现为月经过多及经期延长，应及时行分段刮宫、宫腔镜检查及B超检查等。

4.原发性输卵管癌　主要表现为阴道排液、阴道出血和下腹疼痛。与内膜癌的鉴别是前者诊刮阴性，宫旁扪及块物，而后者诊刮阳性，宫旁一般无块物扪及。B超检查有助于鉴别。

5.老年性子宫内膜炎伴有宫腔积脓　常表现阴道排液增多，浆液性、脓性或脓血性。子宫正常大小或增大变软，扩张宫颈管及诊断刮宫即可明确诊断。扩张宫颈管后即见脓液流出，刮出物见炎性浸润，无癌细胞。内膜癌伴有宫腔积脓时，除有脓液流出外，还能刮出癌组织，病理检查即能证实。但要注意两者并存的可能。

6.子宫颈管癌、子宫肌瘤　均表现有不规则阴道出血及排液增多。子宫颈管癌病灶多位于宫颈管内，宫颈管扩大形成桶状宫颈。子宫肉瘤一般多在宫腔内以致子宫增大，分段刮宫及宫颈活检即能鉴别。

【治疗】

子宫内膜癌以手术治疗为主，还可配合放疗、化疗及激素治疗。

1.手术治疗　0期癌宜行子宫全切术；Ⅰ期癌应行全子宫及双附件切除术，并切除阴道黏膜1～2cm；Ⅱ期癌应行广泛子宫切除术及盆腔淋巴结清除术。

2.放射治疗　适用于有手术禁忌证或病情已不适宜手术者，或作为术前、术后的辅助治疗手段。

3.化疗　晚期不能手术或治疗后复发者可应用化疗，常用的药有氟尿嘧啶（5-FU）、环磷酰胺（CTX）等。

4.孕激素治疗　对晚期或复发癌，或年轻患者、早期癌，或要求保留生育功能者，可用孕激素治疗。用药注意两点：①剂量要大；②用药时间要长。可用己酸孕酮500～1000mg肌内注射，1次/周，或甲羟孕酮200～300mg口服，1次/天，持续3～6个月。

5.抗雌激素制剂治疗　三苯氧胺（TMX）或称他莫昔芬，也可用以治疗内膜癌。一般剂量为10～20mg，2次/天，口服，持续3～6个月。

【病情观察】

一旦发现子宫内膜癌，必须马上进行相应的治疗。作为恶性肿瘤，早期诊断和治疗对疾病的预后非常重要。手术后的患者必须注意定期复查，包括妇科检查、血肿瘤标志物等，观察病情有无复发的迹象，有无异常的阴道流血，有无咳嗽、咯血、胸痛的表现等。

【病历记录】

1.门诊病历的书写　询问并记录患者的症状，包括异常的阴道流血、排液。患者是否有高血压、糖尿病，记录其婚育史、绝经史等。对于围绝经期的妇女出现反复阴道流血，必须行阴道检查，必要时分段诊刮。这些处理必须在病历中体现出来，如果患者拒绝也应当注明，最好由其签字。

2.住院病历的书写　在手术后必须有病理报告，以最终确诊。对于术中手术范围，包括淋巴清扫范围、术中的印象，必须明确记录。这对于指导手术后的进一步处理非常有帮助。

【注意事项】

1.医患沟通

（1）子宫内膜癌一旦确诊应首选手术治疗，一般行子宫加双附件切除，同时行淋巴清扫。由于手术范围比较大，相对来说其风险就大，因此术前必须如实告诉患者及其家属可能存在的危险性、并发症，尤其对年龄比较大的妇女。同时让患者了解手术范围，做好思想准备。

（2）一般患者知道自己患了癌症后往往表现出消极的情绪，甚至达到绝望的程度，这对于治疗非常不利。因此，作为医师当确诊病情后最好先通知患者的亲属，然后由他们决定是否告诉患者，这虽然和国外一直遵行的患者知情权相违背，但是根据我国的国情，目前这样做还是有必要的。

2.经验指导

（1）近年来，肥胖、糖尿病患者越来越多，这些都是子宫内膜癌的好发因素，因此其发病率也有所上升。

（2）对于围绝经期妇女出现不规则的阴道流血，临床上必须高度怀疑有癌变可能，其中最常见的就是子宫内膜癌。对于这种患者，应当首先建议B超检查，如果子宫内膜厚度≥5mm，则建议其进行分段诊刮并送病理检查明确内膜性质。当然如果未达到5mm，也不能排除内膜癌，主要是考虑到其诊刮阳性率较低，但如果反复出现阴道流血则同样需要诊刮。

（3）诊断性刮宫是确诊内膜癌最准确的方法。如果病理结果阳性则诊断明确。对于阴性结果，如果经药物治疗后未见好转，因此必要时须进行第2次刮宫。这里要特别强调分段刮宫，把宫颈管内膜与子宫腔内膜分开，否则会无法明确癌肿来源而导致误诊。

（4）手术治疗是子宫内膜癌的重要治疗手段，主要是切除病变的子宫和产生雌激素的卵巢，以及切除尽可能多的盆腔结缔组织包括转移病灶，不考虑保留子宫。

（5）放疗目前多用于年老体弱，或全身状况差、不适于手术（如伴严重高血压、糖尿病、心脏病等）以及较晚期的子宫内膜癌患者。手术治疗和放疗可以相结合，只是在时间上有所先后，可以是先放疗然后手术，也可以是手术当中放疗，或者手术后放疗，这需要根据患者情况来加以选择，但治疗的最终目的是最大程度地消灭癌灶。

（6）对患子宫内膜癌的患者，一般统计5年存活率：Ⅰ期为75%～85%，Ⅱ期约为50%，Ⅲ期约为30%，Ⅳ期约为5%，复发率为10%～20%，故应定期复查，绝大多数在3年以内复发。如治疗5年后无复发迹象，则以后复发的机会很小。

（7）应普及防癌知识，组织定期防癌检查对可疑者应定期随诊，对功血或更年期综合征患者，慎用雌激素治疗，以免内膜过度增生，对子宫内膜增生的患者，宜及时应用孕激素，再行诊刮送病检决定治疗方案。

# 第六节　输卵管恶性肿瘤

【概述】

输卵管恶性肿瘤，有原发和继发之分。原发性肿瘤包括原发性输卵管腺癌及其罕见的鳞癌、肉瘤、绒毛膜癌、恶性混合性中胚叶肿瘤、癌肉瘤、恶性畸胎瘤等；继发性肿瘤多由腹腔内其他脏器的恶性肿瘤转移至输卵管而形成，其症状、体征及治疗皆取决于原发病灶。本节重点介绍输卵管癌。

输卵管癌发病率占女性生殖器官恶性肿瘤的0.1%～1.8%，5年存活率为5%～25%。其发病原因至今未明，因患者常伴发慢性输卵管炎及不孕症，故有人认为本病可能与输卵管炎有关。因其临床少见而症状不典型，长期以来被认为是最难确诊的恶性肿瘤之一。

【诊断】

1.症状

（1）阴道排液　是输卵管癌最常见且最具特征性的症状。排液常呈阵发性，排液性质不一，排液量或多或少，排液呈浆液性黄水，有时呈血性，一般无臭味。当输卵管癌有坏死或浸润血管时，均可产生阴道流血。

（2）腹痛　多发生于患侧，为钝痛，经过一阶段后逐渐加剧且呈痉挛性绞痛。当阴道排出水样或血样液体后疼痛缓解。

（3）腹块　部分患者可扪及下腹肿块。

（4）外溢性输卵管积液　指疼痛缓解、肿块消失、伴有阴道大量排液的现象。

（5）其他输卵管癌肿　增大压迫附近器官或癌肿盆腹腔转移时可出现腹胀、尿频、肠功能紊乱及腰骶部疼痛等。部分患者有腹水，移动性浊音阳性。

2.体征

输卵管位于盆腔，体征不典型。妇科检查可扪及肿块，肿块小者3～4cm，多呈椭圆形，大者平坦，呈实性或囊实性，一般表面光滑，位于子宫一侧或后方，活动受限或固定不动。

3.检查

（1）实验室检查　有作者报道，在本病症状出现之前3～11个月即有CA 12－5水平升高，因此CA 12－5的测定可作为输卵管癌诊断及预后的重要参考指标。另有人发现患者CA 19－9、CEA均可升高。

2.特殊检查

（1）细胞学检查：如阴道脱落法细胞学检查找到癌细胞，特别是腺癌细胞，而宫腔及子宫颈管检查均阴性，则输卵管癌诊断可成立，但诊断阳性率在50%以下。重复涂片检查，用子宫帽或月经杯收集排出液，直接进行宫腔吸刮或后穹隆取材可提高阳性率。

（2）诊断性刮宫：即子宫内膜检查，持续存在不能解释的异常阴道排液、不规则的子宫出血、宫腔探查未发现异常，刮宫膜检查阴性，则应想到输卵管癌可能。若内膜检查发现癌灶，虽然首先考虑子宫内膜癌，但亦不能排除输卵管癌向宫腔脱落和转移的可能。

（3）B超检查：可确定肿块的部位、大小、性质及有无腹水等，但难与输卵管脓肿、异位妊娠及卵巢肿瘤相区别。

（4）宫腔镜检查：检查时应特别注意输卵管的开口处，并吸取输卵管内液体进行细胞学检查，同时观察子宫内膜情况，有无肿瘤存在。

（5）腹腔镜检查：可在直视下了解盆腔内的情况。在早期输卵管癌可见到输卵管增粗，外观为输卵管积水呈茄子状。如癌灶已穿破输卵管壁或已转移至周围脏器，可直接见到赘生物。应用腹腔镜检查可提高术前诊断率，但经腹腔镜检查发现的输卵管癌已不是很早期。

（6）CT及MRI检查：如有条件可做CT或MRI检查。腹部及盆腔的CT检查能确定肿块的性质、部位、大小以及种植和转移在腹膜上的肿瘤，并可了解腹膜后淋巴有无转移。

4.诊断要点

（1）病史　有慢性生殖器官炎症史，可有原发或继发不育史。

（2）发病年龄　以50～60岁居多，尤以绝经后为多见。

（3）阴道排液　水样、色黄或血性。

（4）阴道不规则流血　表现为绝经后少量出血，或经期不规则出血。

（5）下腹疼痛　表现为一侧钝痛及酸痛，如阴道大量排液时，可发生剧烈疼痛。

（6）肿块　部分患者可扪及腹部肿块，肿块有时可随排液的多少而发生大小的变化，有时甚至消失。

（7）晚期　可出现腹水、恶病质。

（8）妇科检查　子宫一侧或后方可扪及大小不等的固定肿物，似腊肠或形态不规则，质偏实或呈囊性，无压痛。

（9）阴道细胞涂片检查　可找到腺癌细胞，如临床能排除子宫内膜及颈管内膜癌，则可诊断为本病。

（10）诊断性刮宫　分段诊刮和探查宫腔，以除外宫腔、颈管的癌瘤。

（11）病理检查　输卵管切片可见管壁增厚，腔内充满灰白色乳头状或颗粒状癌细胞，常伴感染、坏死及暗棕色混浊脓样液体。输卵管癌按肿瘤增生分化程度分为乳头状腺癌、乳头小泡状腺癌及小泡髓样癌3级，以后者分化最差，预后最差。

（12）B超及CT检查　可明确肿块的部位、大小、性质及有无腹水等。

（13）内镜检查　可协助除外卵巢、宫体及宫颈的恶性肿瘤。

（14）临床分期　参照卵巢癌的分期办法。

5.鉴别诊断

（1）输卵管积水　少数患者也可能由于积水，腔内压力过大，积液冲出峡部自阴道排出，但排出液清澈。检查时肿块囊性感强，表面光滑，活动性大。

（2）良性输卵管乳头癌　中、晚期亦有阴道排液，但通过CT及B超检查，可明确肿块的存在，病检无恶性变化。

（3）卵巢肿瘤　多呈球形，一般无阴道排液现象。而输卵管则常呈腊肠形或椭圆形，甚少巨大者。除腹腔镜检查外，一般检查在术前极难区别输卵管肿瘤与卵巢肿瘤。B超下见到正常卵巢形态以及对肿瘤形态，及供血状况的描述常有助于鉴别诊断。

（4）子宫内膜癌　可有阴道流液，但多为阴道流血，诊断性刮宫较子宫内膜活检更具有鉴别诊断价值。

（5）附件炎性肿块　输卵管脓肿及输卵管卵巢积水在外形上难与输卵管癌鉴别，但炎性肿块常伴有周围的粘连，管腔内为黄色液体或脓液，无乳头或髓样组织，剖开标本即可与输卵管癌区别。

（6）输卵管妊娠　常伴有停经史，有腹痛及内出血等急腹症的表现，人绒毛促性腺激素（β-hCG）升高，剖开输卵管见内有胚囊或胎盘组织。

【治疗】

1.手术治疗　是输卵管癌最根本的治疗方法，可经腹行全子宫加双附件、大网膜及阑尾切除术。术中应注意：

（1）已有转移的肿块，应争取切除；可疑病灶可做冷冻切片病理检查，有阳性发现者亦应尽可能切除。

（2）常因盆腔有广泛严重粘连，一般不主张行盆腔淋巴结清除术。

2.放疗　为术后辅助治疗，一般多用外照射。

3.化疗　尚无成熟系统的方案，药物选择和用法可参考“卵巢癌”。

【病情观察】

对于刚术毕的患者，主要是观察患者血压、脉搏、尿量等，对症处理；对于化疗患者则需观察血常规、胃肠道反应等；出院患者要定期随访，定期对盆腔及腹腔进行检查，包括双合诊检查、三合诊检查、B超及CT检查，监测血CA 12－5等肿瘤标志物水平的变化。

1.术后患者监测　术后需注意观察患者意识状态，血压、心率、脉搏、呼吸情况，体温波动情况，腹部伤口及引流情况，保留导尿期间注意尿色尿量，记录24 h出入液量。

2.化疗患者监测　化疗期间注意观察有无局部组织坏死、血栓性静脉炎等并发症，并根据所选用的化疗方案中所包含化疗药物的主要不良反应重点观察造血系统、消化系统、泌尿系统、心血管系统、呼吸系统等方面的变化情况。

3.放疗患者监测　放疗中或放疗后不久，由于射线照射可产生放射反应，需注意患者有无乏力、食欲下降，有无血便、血尿及血象改变情况。

4.术后随访患者　术后患者随访肿瘤标志物以判断疗效，定期对盆腔及腹腔进行检查，包括双合诊检查、三合诊检查、B超及CT检查，监测血CA 12－5变化。

【病历记录】

1.门诊病历的书写

（1）要详细询问并记录患者的症状及发生时间，对所进行的检查，如B超、分段诊断性刮宫、阴道脱落法细胞学检查及随访患者的B超等要进行详细记录。即使是阴性结果，也要予以记录。

（2）如果患者拒绝检查，在劝说无效后进行书面记录，最好能有患者本人的签字。

（3）随访患者监测肿瘤标志物以判断疗效，定期对盆腔及腹腔进行检查，包括双合诊检查、三合诊检查、B超及CT检查，详细记录各项检查结果。

2.住院病历的书写

（1）对于患者的病情变化、实验室检查以及所采取的治疗方案，特别是手术方式和（或）化疗方案要详细记录在病史中。如果患者或其家属拒绝输血或拒绝进行化疗，需要患者知情同意并签字。

（2）对放、化疗患者要详细记录放、化疗不良反应，并记录相关检查结果。

（3）对于所切除的组织器官，一定要有病理报告的记录，这是对所切除器官的证明，也是最后确诊及以后进一步治疗的依据。

【注意事项】

1.医患沟通

（1）患者的免疫功能与情绪、精神状态有着密切的关系，情绪忧伤，精神压抑能抑制自身免疫系统的正常功能，降低机体抗病能力，使肿瘤迅速发展，严重的可加速患者死亡。因而，在治疗恶性肿瘤的同时，要帮助患者了解病情、树立信心，并主动配合治疗。

（2）患者的心理状态和对手术的理解程度对确定手术十分重要。治疗中多数患者对手术存在种种恐惧，主要是由于手术和麻醉带来的痛楚和不适造成的，同时担心手术能否将肿瘤彻底切除，一些绝经前患者害怕手术切除子宫和卵巢后出现性征改变甚或变成男性等。针对这种焦虑和恐惧，医师和护士应给予详细的术前咨询，耐心地告诉患者现代先进的麻醉技术可使患者在完全没有痛楚的情况下经历任何大型手术，并介绍手术将如何进行、手术切除的范围。应说明输卵管恶性肿瘤手术范围较大，创面较广，术中出血多时为挽救生命可能要输血。有时还必须使患者有必要的思想准备：为了切除癌瘤必须切除一段肠管，行腹部人工肛门。这些情况术前必须有患者本人同意并签字（或委托家属签字），而后方可施行手术。医师在给患者讲解时，应持亲切、关心的态度，而且充满信心，说明所做的一切都是为了切除肿瘤而力争取得良好效果，使患者感到医师所做的一切都是必要的，对医师更加信任并主动配合。

（3）化学药物在杀伤肿瘤细胞的同时也损伤了正常的组织细胞，可产生一系列毒副作用。鉴于患者对化疗不良反应的紧张、忧虑，医师应该告诉患者化疗的必要性，解释手术虽然彻底，但散落的癌细胞需要用辅助的化疗或放疗才能杀死，从而减少复发的可能性。并且说明，化疗或放疗的不良反应是可以通过药物来减轻、控制的，某些不良反应如脱发等在化疗停止后可自行恢复。鼓励患者坚持治疗并按时完成各个疗程，并告知中断治疗则前功尽弃及将产生的严重后果，坚持治疗可使一些不能切净的肿瘤消退达到痊愈。

（4）患者常对放疗有较多的疑虑。例如，认为放疗不是根治方法、复发较多等。医师需耐心向患者解释，各期患者都可选择放疗，所以有一些晚期患者治疗后效果不好并不是放疗的原因，而是其他所有治疗方法效果都不好的缘故。至于在放疗期间（一般4～6周）所出现的种种放疗反应或不良反应，更是加重患者的疑虑，更需对患者做详细的解释、说明，使患者知道放疗也是治疗癌症的一种重要且常用的方法，对患者身体不会有大的影响，并让患者知道这种治疗方法对疾病的治愈是必要的，是有效的方法。

（5）妇科癌症患者在治愈后恢复正常的性生活，不仅对保持家庭、夫妻关系是必要的，而且对患者自身的长远康复和健康也是十分重要的。有的患者认为子宫附件切除就失去了女性特征，性生活会造成癌症的复发，担心生殖系统肿瘤会传染，有的丈夫对妻子接受生殖器官切除手术心里郁闷，对以后的性生活感到忧虑或自责。医护人员应尽力避免使患者和其丈夫改变他们的性关系，应对患者夫妇做出具体的指导，如何时性交为好，性交前必要的准备，治疗后初期性交的方式、方法等。

（6）对于年轻要求保留生育功能者，若通过病史、症状、体征及辅助检查综合分析，有保守性手术指征，根据患者意愿可行保守性手术，但需告知手术不彻底及术后肿瘤复发转移等可能性，患者及家属知情同意，签字后手术。

（7）出院患者要落实随访时间，术后1年内每月1次，术后2年每3个月1次，术后3～5年视病情4～6个月1次，5年以后者每年1次。

2.经验指导

（1）输卵管癌少见，肿瘤发展早期症状很不明显，下腹疼痛不适，常伴有其他不同的盆腔疾病，常误诊为绝经期的内分泌功能紊乱。若能对此病有一定的认识，提高警惕，经常考虑其临床特征，并通过进一步的辅助检查，可能在术前做出早期诊断。

（2）输卵管癌的病例甚少，手术是治疗输卵管癌的主要手段。应根据患者的病变范围、临床分期及对生育的要求等因素综合考虑手术方式。

（3）手术时应认真进行手术分期，仔细探查盆、腹腔各部，并进行腹水或腹腔冲洗液细胞学检查，还应探查横膈部位、肝脾及胃肠道。由于癌细胞易通过输卵管伞端或浆膜面脱落至腹腔，因此腹水或腹腔冲洗液的细胞学检查甚为重要。

（4）因术后残余肿瘤大小与预后相关，术中应尽最大可能使残余肿瘤减少到最低限度，最好是完全没有残余肿瘤。

（5）出院患者要落实随访时间，术后1年内每月1次，术后2年每3个月1次，术后3～5年视病情4～6个月1次，5年以后每年1次。

## 第七节　卵巢生殖细胞肿瘤

【概述】

卵巢肿瘤是妇科常见的肿瘤，发病年龄广泛。卵巢肿瘤不仅组织学类型繁多，而且有良性、交界性及恶性之分。恶性肿瘤的发病率已占女性生殖器恶性肿瘤的第3位，严重地威胁妇女的健康。卵巢恶性肿瘤的转移特点：往往外观局限的肿瘤，在腹膜、大网膜、腹膜后淋巴结、横膈等部位已有亚临床转移。其转移途径主要通过直接蔓延及腹腔种植，淋巴道也是重要转移途径。

【诊断】

1.症状

卵巢良性肿瘤早期并无症状，往往在妇科检查时被偶然发现，或待肿瘤达一定大小或发生意外（并发症）时才被患者觉察。卵巢恶性肿瘤早期亦可无症状，但因其生长迅速，易早期扩散，短期内便可出现症状。卵巢肿瘤的临床表现可因肿瘤的性质、大小、发生时期、有无继发变性或并发症而不同，其一般性的临床表现如下：

（1）下腹不适感　常为卵巢良、恶性肿瘤的最初症状，有时为下腹或盆腔下坠感，可能为肿瘤转移时牵扯其蒂及骨盆漏斗韧带所致。消化不良、恶心及上腹隐约不适等亦可为卵巢恶性肿瘤的常见症状，但常被忽视。

（2）腹部肿物　卵巢良性肿瘤多从下腹一侧向上生长，呈球形，多可移动。卵巢恶性肿瘤即使早期也能出现腹水。因此，腹部可出现肿块或无肿块，但均可有腹部膨胀的现象。

（3）压迫症状　巨大的卵巢良性肿瘤以及恶性肿瘤时，大量腹水均可引起压迫症状。如压迫横膈引起呼吸困难、心悸；如腹腔内压增加，影响下肢静脉回流可引起腹壁及两下肢水肿；如固定于盆腔的恶性肿瘤压迫髂静脉，往往引起一侧下肢水肿；膀胱受压时可引起尿频、排尿困难、尿潴留；若肿瘤向腹膜后生长，可压迫输尿管，引起其狭窄、肾盂积水；压迫直肠引起下坠感及大便不畅等。

（4）疼痛　良性卵巢肿瘤如无并发症，极少疼痛。出现腹痛尤其突然发生者，多系卵巢肿瘤蒂扭转所致，偶为肿瘤破裂、出血和（或）感染。恶性肿瘤由于浸润，压迫邻近脏器，可引起腹痛、腰痛、腿痛等。

（5）月经紊乱及内分泌症状　如性早熟、月经紊乱、不孕、绝经后出血，甚或男性化的表现。

2.体征

（1）全身检查　应注意幼女有无性早熟，第二性征是否明显，有无多毛、喉结突出、乳房发育情况或乳腺萎缩现象。检查锁骨上淋巴结以及是否有腹水和胸腔积液。

（2）妇科检查　如摸到肿块位于子宫一侧或双侧，光滑、可活动、囊性、边界清楚、无压痛，多属良性。恶性者肿块质硬、固定、表面结节感，子宫直肠窝易触及转移性不规则结节，常双侧发生。

3.检查

（1）实验室检查　目前尚无一种肿瘤标志物为某一肿瘤特有，各种类型卵巢肿瘤可具有相对较特殊的标志物。

1）CA 12–5：一般认为，血清CA 12–5正常值为35 U/mL。80%的非黏液性卵巢上皮癌患者CA 12–5水平高于正常值，且在临床诊断出卵巢癌前10个月血清CA 12–5已上升。90%以上患者血清CA 12–5水平的高低与病情缓解或恶化相一致，可用于疾病监测，敏感性高。但是血清CA 12–5不是卵巢癌的特异标志物，其他来源于体腔上皮的妇科恶性肿瘤CA 12–5也可以升高，在月经期、正常妊娠早期以及妇科某些良性疾病，如子宫内膜异位症、子宫肌瘤血清CA 12–5也升高。

2）甲胎蛋白（AFP）：血清正常值为20～25 mg/mL。AFP对卵巢内胚窦瘤有特异性价值，敏感性为57%，特异性为78%，持续监测可估计预后和早期发现复发。对未成熟畸胎瘤、混合性无性细胞瘤中含卵黄囊成分者有协助诊断意义。

3）人绒毛膜促性腺激素（hCG）：对于原发性卵巢绒癌有特异性，恶性生殖细胞肿瘤常为混合型，hCG亦升高。连续监测hCG/AFP在卵黄囊瘤和绒毛膜癌肿瘤患者是有效的监测指标，若治疗有效，hCG/AFP可平行下降，一般AFP下降较缓慢。

4）癌胚抗原（CEA）：原发性黏液性卵巢癌及胃肠道卵巢转移癌均可升高，对卵巢癌的敏感性为25%～50%，但特异性不强。

5）性激素：颗粒细胞瘤、卵泡膜细胞瘤产生较高水平雌激素，浆液性、黏液性或布伦纳瘤有时也分泌一定量的雌激素。

6）胎盘碱性磷酸酶：45%～58%卵巢癌的细胞含胎盘碱性磷酸酶，其中囊液的含量高于腹水，腹水的含量又高于血清。胎盘碱性磷酸酶不如CA 12－5敏感，但特异性较高，在非孕期的妇女，如血清中发现此酶，即可高度怀疑肿瘤的存在。在卵巢癌发生转移时，此酶的阳性率很高。

7）乳酸脱氢酶（LDH）：是无性细胞瘤较有特征性的标志物。

（2）特殊检查

1）B超检查：可了解肿物的大小、位置、囊性或实性，有无腹水。明确肿物与子宫的关系。

2）X线检查：腹部X线平片，如畸胎瘤常可见到牙齿或骨骼的影像。有的浆液性腺瘤可显示砂粒体影像。盆腔充气造影可了解肿瘤的大小与位置。

3）细胞学检查：卵巢肿瘤合并腹水，取腹水的沉积物，如检出瘤细胞则可作出诊断。

4）腹腔镜检查：通过腹腔镜在直视下了解肿物的形态、性质，并可取活检确定诊断。

4.诊断要点

（1）病史　卵巢良性肿瘤常见于生育年龄妇女，而恶性肿瘤则多见于40岁以上女性，生殖细胞来源的肿瘤则常见于年轻妇女甚或青春期前女性。

（2）临床表现　卵巢肿瘤早期多无明显症状，开始可有腹胀、不适感，待肿物长大后可产生压迫症状，如尿频、排尿困难、大便不畅等。如为恶性肿瘤，因浸润生长较快，常有腹痛，并伴有腹水。若功能性肿瘤，则临床上常表现出女性化或男性化症状。

（3）并发症

1）蒂扭转：是妇科常见的急腹症，常发生于瘤蒂长、中等大小、密度不均、活动度大的肿瘤，如畸胎瘤、纤维瘤等。其主要症状是下腹剧痛，呈绞痛，伴恶心、呕吐。双合诊检查可触及肿物，张力大，不活动，有明显压痛。本病一经诊断需立即手术治疗。

2）囊肿破裂：分为外伤破裂与自然破裂两种。肿瘤破裂后引起剧烈腹痛，伴恶心、呕吐，严重时导致内出血，肿物轮廓消失。如肿瘤发生破裂应立即剖腹探查，清洗腹腔，将肿物全部切除。切除标本送病理。

3）感染：感染后患者发热、腹痛，肿物有明显压痛，白细胞总数升高。首先应用抗生素治疗，如短期不能控制应及时手术。

4）恶变：若肿物在短期内生长迅速，患者有食欲不振、消瘦等症状，检查时肿物明显增大，软硬不均，应尽早手术切除。

（4）辅助检查　B超可探及附件肿块，明确肿瘤大小、部位、形态，提示肿瘤性质。肿瘤标志物虽然无特异性，但是卵巢恶性肿瘤患者血清CA 12－5、AFP、hCG、CEA、LDH等常可有不同程度的升高，术前检测这些肿瘤标志物不仅有助于诊断和鉴别，更有助于术后病情监测。影像学检查则有助于判断有无盆腹腔转移及淋巴转移。

（5）组织病理学检查　这是确诊的依据。确定卵巢肿瘤组织来源有助于肿瘤的病理分型及治疗。

（6）肿瘤分期

Ⅰ期：肿瘤局限于卵巢。

Ⅰa期：肿瘤限于一侧卵巢，无腹水，表面无肿瘤，包膜完整。

Ⅰb期：肿瘤限于两侧卵巢，无腹水，表面无肿瘤，包膜完整。

Ⅰc期：Ⅰa或Ⅰb期肿瘤，但一侧或双侧卵巢表面有肿瘤；或包膜破裂；或出现腹水含恶性细胞；或腹腔冲洗液阳性。

Ⅱ期：一侧或双侧卵巢肿瘤，伴盆腔内扩散。

Ⅱa期：蔓延和（或）转移到子宫和（或）输卵管。

Ⅱb期：蔓延到其他盆腔组织。

Ⅱc期：Ⅱa或Ⅱb期肿瘤，但一侧或双侧卵巢表面有肿瘤；或包膜破裂；或出现腹水含恶性细胞；或腹腔冲洗液阳性。

Ⅲ期：一侧或双侧卵巢肿瘤，盆腔外有腹膜种植和（或）后腹膜或腹股沟淋巴结阳性，肝表面转移定为Ⅲ期。

Ⅲa期：肿瘤肉眼所见限于真骨盆，淋巴结阴性，但组织学腹膜表面有显微镜下种植。

Ⅲb期：一侧或双侧卵巢肿瘤，有组织学证实的腹膜表面种植，其直径无一超过2cm，淋巴结阴性。

Ⅲc期：腹腔种植直径＞2cm和（或）后腹膜或腹股沟淋巴结阳性。

Ⅳ期：一侧或双侧卵巢肿瘤有远处转移。胸腔积液如有癌细胞为Ⅳ期，肝实质转移为Ⅳ期。

5.鉴别诊断

（1）卵巢良性肿瘤鉴别诊断

1）子宫肿物：生育年龄妇女有盆腔肿块必须先除外妊娠。子宫肌瘤常是分散的、圆形、实质性、单个或多个的肿瘤。长在阔韧带内的肿瘤与子宫下段仅有细蒂相连，易和卵巢或输卵管的肿物混淆，B超有助于诊断。子宫腺肌病及子宫内膜癌也都可引起子宫增大，表面不规则，但可有继发性进行性痛经，月经量增多或阴道不规则出血。

2）卵巢块物：很多卵巢块物需与卵巢肿瘤相鉴别，常见的有卵泡囊肿、黄体囊肿、黄素囊肿、卵巢内膜样囊肿等。

①卵泡囊肿：患者通常没有排卵，卵泡内充满清澈液体形成囊肿，囊壁为颗粒细胞覆盖，直径可达10cm，卵泡囊肿常在4～6周自然吸收、消退。一般无症状，仅在妇科检查或剖宫产时偶然发现，仅个别患者因持续卵泡分泌雌激素引起子宫内膜增生过长，绝经后阴道出血等。

②黄体囊肿：多发生于生育年龄的妇女，囊肿可自行消退，患者可有月经延迟，妇科检查可扪及一侧附件增大，囊肿破裂则引起急腹症。

③黄素囊肿：在正常妊娠时较少见，但多见于葡萄胎及绒毛膜癌等血β-hCG水平较高者，常于滋养细胞疾病病灶彻底清除后2个月内消失，可无临床症状，有腹胀或腹痛，发生扭转或破裂可引起急腹痛症状。

④卵巢内膜样囊肿患者常有盆腔隐痛不适、进行性加重的痛经、月经失调、不孕或性交痛等，妇科检查触及后位子宫，宫骶韧带部位、后穹隆及宫体后壁等扪及触痛性结节。B型超声见囊内有点状细小絮状光点，CA12-5升高，但常低于65U/mL，极少超过100U/mL。

3）输卵管肿块：输卵管和卵巢位置接近，输卵管来源的肿块易和卵巢肿块混淆。

①输卵管肿块患者多有急性盆腔炎史，主诉下腹隐痛、腰酸、不规则阴道出血，两侧附件区形成囊性包块，不活动，抗感染治疗有效。

②输卵管妊娠者多有短期停经史，不规则阴道出血、急性腹痛等。尿妊娠试验阳

性或可疑阳性，也有阴性者。后穹隆穿刺或腹腔镜检查有助于鉴别诊断。

③卵巢冠囊肿位于含有输卵管的阔韧带内，输卵管系膜和卵巢门之间。一般无症状，仅在妇科检查或术中发现。囊肿多为单房，充满清液。

4）腹水：大量腹水应与巨大卵巢囊肿鉴别。腹水常有肝病、心脏病史，平卧时腹部两侧突出如蛙腹，叩诊腹部中间鼓音，两侧浊音，移动性浊音阳性；B超检查见不规则液性暗区，液平面随体位改变，其间有肠曲光团浮动，无占位性病变。巨大囊肿平卧时腹部中间隆起，叩诊浊音，腹部两侧鼓音，无移动性浊音，边界清楚；B超检查见网球形液性暗区，边界整齐光滑，液平面不随体位移动。

（2）卵巢恶性肿瘤的鉴别诊断

1）子宫内膜异位症：异位症形成的粘连性肿块及直肠子宫凹陷结节与恶性肿瘤很难鉴别。前者常有进行性痛经、月经失调、不孕或性交痛。妇科检查触及后位子宫，宫骶韧带部位、后穹隆及宫体后壁等扪及触痛性结节。超声检查、腹腔镜检查是有效的辅助诊断方法，必要时应剖腹探查确诊。

2）结核性盆腹膜炎：常伴有腹水、盆腹腔内粘连性块物形成，多发生于年轻、不孕妇女，伴月经稀少或闭经。患者多有肺结核史，有消瘦、乏力、低热、盗汗、食欲不振等全身症状。妇科检查肿块位置较高，形状不规则，界限不清，不活动。叩诊时鼓音和浊音分界不清。胸部X线检查、B超检查、胃肠道检查多可协助诊断，必要时行剖腹探查取活组织检查确诊。

3）原发性输卵管癌：极少见，部分患者有阴道排液、腹胀、腹痛三联征，B超检查、腹腔镜检查有助于诊断，最后确诊有待于术中所见及组织病理学检查。

4）生殖道以外的肿瘤：卵巢肿瘤需与腹膜后肿瘤、直肠癌、乙状结肠癌等相鉴别。后腹膜肿瘤常固定不动，位置低者使子宫、直肠或输尿管移位。肠道恶性肿瘤多见于老年妇女，常有便血、贫血及大便习惯改变，纤维结肠镜及钡剂灌肠有助于鉴别诊断。

5）慢性盆腔炎：有流产或产褥感染病史，有发热、下腹痛，妇科检查附件区有包块及组织增厚、压痛、片状块物达盆壁。用抗生素治疗后症状缓解，肿物缩小。

6）其他：盲肠及乙状结肠部位的粪块有时会被误认为是卵巢肿瘤，应该在清洁肠道后再进一步检查。充盈的膀胱也需与卵巢肿瘤鉴别。

【治疗】

1.良性卵巢肿瘤的治疗　良性者只切除卵巢肿瘤即可。在手术时一定要检查对侧卵巢情况，必要时做冷冻切片病理检查。

2.恶性卵巢肿瘤的治疗　对恶性卵巢肿瘤要采取手术、化疗及放疗等综合措施。

（1）手术治疗：是恶性卵巢肿瘤的首选方法。其手术范围要广，一般应行全子宫、双附件加大网膜切除。必要时还应清除盆腔淋巴结，对癌晚期患者应行肿瘤细胞减灭术，即除生殖器外，还应尽量切除转移病灶，使其残留的病灶直径<2cm，以利术后化疗。

（2）化疗：是卵巢癌综合治疗的主要手段之一。术前应用可减少手术转移，并可能使一些不能切除的肿瘤缩小，粘连减轻，得以手术。术后应用可以消除手术区及血液中散在的癌细胞，预防肿瘤转移、扩散，并可能控制或消除残余肿瘤。

常用的化疗药有顺铂、多柔比星（阿霉素）、环磷酰胺、氟尿嘧啶等。目前提倡大剂量联合用药。

腹腔内化疗对控制腹水及消除小的病灶具有良好的作用。且不良反应较全身用药为轻，故目前应用较为普遍。将顺铂100mg/$m^2$加入生理盐水2100mL中，缓慢注入腹腔，保留4h后排出。同时行静脉水化，使每小时尿量达150mL；静脉滴注硫代硫酸钠4g/$m^2$，以保持骨髓干细胞及减轻肾毒性。每3周重复疗程。

在肿瘤患者的化疗过程中，应严密观察药物的毒性反应，密切注意骨髓、肝、肾、心、肺及神经系统有无严重反应，一旦发现应及时减少药量或停药，防止因不可逆的毒性反应而致死。

（3）放疗：是综合治疗中的辅助疗法，可使病灶缩小、症状减轻，常用的放疗方法有$^{60}$Co外照射和$^{32}$P内照射。

【病情观察】

1.术后患者监测　卵巢良性肿瘤手术治疗一般比较简单，创伤小，危险性不大，术后并发症少，易于恢复健康，术后不需要特殊监护，而卵巢恶性肿瘤则正好相反，术后需注意观察患者意识状态、血压、心率、脉搏、呼吸情况、体温波动情况、腹部伤口及引流情况，保留导尿期间注意尿色尿量，记录24h出、入液量。

2.化疗患者监测　化疗药物在杀伤肿瘤细胞的同时，也杀伤正常组织细胞而产生一系列的化疗不良反应。化疗期间应注意观察有无局部组织坏死，血栓性静脉炎及造血系统、消化系统、泌尿系统、心血管系统、呼吸系统等的变化情况。

3.放疗患者监测　放疗中或放疗后不久，由于射线照射可产生放射反应，需注意患者有无乏力、食欲降低，有无血便、血尿及血象改变情况。

4.术后随访　患者术后应随访肿瘤标志物以判断疗效，定期做妇科检查及B超检查，及时发现复发或转移。

【病历记录】

1.门诊病历的书写

（1）要详细询问并记录患者的症状、月经史、生育情况、职业、家族史及过去史，注意患者有无结、直肠癌，乳腺癌，子宫内膜癌史，其亲属有无妇科肿瘤史。对所进行的检查，包括妇科检查、B超检查及血CA 12-5、血AFP、血hCG，均要进行详细的记录。

（2）需告知随访患者下次复诊时间。

（3）如果患者拒绝检查，在劝说无效后应进行书面记录，最好能有患者本人签名。

2.住院病历的书写

（1）对于患者病情变化、实验室检查以及所采取的治疗方案，特别是手术方式、化疗方案或放疗方案都应详细记录在病史中。如果患者或其家属拒绝输血，放、化疗等，必须患者知情签字。

（2）对放、化疗患者应详细记录放、化疗不良反应，并记录相关检查结果。

（3）对所切除的组织器官必须有病理报告的记录，这是对所切除的组织器官和所患疾病的证明，同时也是进一步治疗的依据。

【注意事项】

1.医患沟通　同输卵管恶性肿瘤内容。

2.经验指导

（1）所谓卵巢“三联征”是指：①40岁以上妇女；②出现胃肠道症状，如腹胀、腹痛等；③卵巢功能障碍。“三联征”不能用来诊断卵巢肿瘤，也不能区别其性质，但至少应引起临床医师的重视，而做进一步检查。

（2）超声检查已经广泛用于临床可疑盆腔包块的诊断与鉴别诊断。超声用于筛查临床前期卵巢癌，其敏感性明显同于CA 12-5，但值得注意的是它的特异性。

（3）年轻妇女查到卵巢有压痛的囊性块物、直径≤5cm者，可以观察2个月经周期，一般功能性囊肿在8周内会自然缩小；如果块物不缩小，反而增大，就需进一步检查。

（4）年轻妇女如肿物＞5 cm，必须认真对待，50%的卵巢实质性肿瘤是恶性的，不管年龄多大，必须积极处理。

（5）绝经后妇女如扪及卵巢或增大的卵巢，必须考虑是否有卵巢癌，应立即做腹腔镜检查或剖腹检查。

（6）卵巢肿瘤恶变机会多，即使是良性肿瘤，也可以有恶性，行各腹腔、各脏器或浆膜种植。

（7）卵巢恶性肿瘤与一般癌不同，有转移或已广泛转移的病例，并非都是“不治之症”，1/4以上的患者尚有存活机会，故不应放弃手术。

（8）腹水多的患者，应于术前先缓慢放净腹水，最好是术前1～2天放腹水，否则手术时吸出腹水速度太快易发生休克并发症，以致影响手术的进行。

（9）患者的免疫功能与情绪、精神状态有着密切的关系，情绪忧伤、精神压抑能抑制自身免疫系统的正常功能，降低机体抗病能力，使肿瘤迅速发展，严重的可加速患者死亡。因而，在治疗恶性肿瘤同时，要帮助患者了解病情，树立信心，并主动配合治疗。

# 第二章　妇科出血疾病

## 第一节　功能失调性子宫出血

功能失调性子宫出血（dysfunctionaluterinebleeding），简称功血，是指下丘脑-垂体的神经内分泌功能失调而导致的异常的子宫出血[出血量、出血时间和（或）间隔时间的异常]，不伴有全身或生殖系统器质性疾病。基本的病理生理改变是调节生殖的神经内分泌机制失调，或子宫内膜、肌层局部功能异常。

功血诊断的确立，必须首先排除由全身或生殖系统器质性疾病所引起的出血，但往往宫颈内某些小的病变如内膜息肉或黏膜下肌瘤极容易漏诊。据统计约有35%原诊为功血者，经过进一步检查发现有某些器质性病变，尤以久治不愈的功血患者为甚，其误诊率可高达45%。因而对异常阴道出血的诊断应详细询问病史，全面检查，并需应用B超、宫腔镜结合检查，以排除器质性疾病。

按发生机制分为无排卵型及有排卵型两类。前者占70%～80%，多见于青春期及围绝经期妇女；后者占20%～30%，多见于育龄妇女。排卵性月经失调（ovulatorymenstrualdysfunction）较无排卵型功血少见，多发生于生育年龄妇女，临床上将出血时间与基础体温曲线对照，把排卵性月经失调又分为月经量多与经间出血两类，现分别介绍。

一、无排卵型功血

（一）病因与发病机制

1.易发因素　功血的原因是促性腺激素或卵巢激素在释放或平衡方面的暂时性变化，机体内部和外界的许多因素，如精神过度紧张、恐惧、忧伤、环境和气候骤变以及全身性疾病，均可通过大脑皮质和中枢神经系统影响下丘脑-垂体-卵巢轴的相互调节。营养不良、贫血及代谢紊乱也可影响激素的合成、转运和对靶器官的效应而导致月经失调。

2.异常子宫出血的机制　虽然少数无排卵妇女的月经与正常月经相似，临床上称为“无排卵月经”，但多数无排卵妇女卵巢内卵泡的发育及退化无一定规律，亦无黄体形成。发育的卵泡分泌雌二醇，使血内雌激素浓度升高达相当水平，子宫内膜增殖达一定厚度（内膜阈值），然后因卵泡不规律的退化及无排卵、血清雌激素浓度下降及无孕激素影响，子宫内膜退化与脱落亦不规律，包括子宫内膜脱落的面积、厚度、部位及时间皆不规律，引起临床上完全不规律的子宫出血（雌激素下降所致出血）。另外，由于内膜生长过度需要更多的激素支持，有时虽血内雌激素水平未降，但支持内膜的激素相对不足，亦可引起子宫出血（雌激素突破性出血）。

（1）青春期垂体功能发育不良，反馈机制尚未建立，以致血中黄体生成素（LH）不能达到高峰，使卵泡发生障碍，因而卵巢中虽有卵泡发育而无排卵，子宫内膜仅受到单一的雌激素的刺激，使子宫内膜腺体和间质增生，明显地超过正常增生期。根据雌激素增高程度不同，子宫内膜呈现腺囊性增生、腺瘤样增生或非典型性增生。有时卵泡发育不好，雌激素分泌少呈低水平雌激素，子宫内膜增生慢。临床表现不同，雌激素高水平时月经周期延长，经量过多，出血期长。雌激素低水平时月经周期更为延长，经量不多，但出血期正常或延长。

（2）更年期妇女卵巢功能开始衰退，从有排卵过渡到无排卵，卵泡逐渐减少。并且不能发育成熟，残存的卵泡分泌雌激素量减少，因而对垂体的负反馈减弱，使血中尿促卵泡激素（FSH）及LH含量升高，但残存的卵泡对垂体分泌的促性腺素感应性降低，因而不能周期性排卵或极少排卵。根据血中雌激素的含量和作用在子宫内膜时期长短，以及子宫内膜对雌激素的敏感性和反应，子宫内膜病理形态可呈现为不同程度的增生期，当子宫内膜脱落时，造成阴道大量出血不止。有时卵泡分泌雌激素量过低，子宫内膜呈现萎缩型，可引起月经稀发、量少、经期延长。

（3）育龄妇女发生无排卵性功血较少，由于内外环境某种刺激，或生活紧张劳累，慢性疾病均可影响下丘脑-垂体-卵巢轴的正常关系，引起短期停经排卵。

（二）诊断要点

1.临床表现　无排卵功血的临床特点是完全没有周期、不规律的出血。由于内膜厚度不同，区域坏死及不同步的生长，因而出血量有多有少，持续时间和周期间隔时间有长有短。子宫内膜厚，坏死多，出血量多且持续时间长。当卵巢内的卵泡发育生长而不排卵时，雌激素持续在一定的水平，子宫内膜无坏死脱落，

（1）主要症状是月经完全不规则，量可少至点滴淋漓，或可多至有大血块造成严重贫血；持续时间可由1～2天至数月不等；间隔时间可由数天至数月，因而误认为闭经。病程缠绵。

（2）出血前的闭经，闭经时间可长达数月至1年以上。

（3）出血多伴有贫血症状，如头晕、乏力、食欲不振等。

（4）长期或过多雌激素影响下可出现盆腔脏器充血。临床表现为下腹坠胀，面部、四肢水肿，乳房胀痛，情绪波动。

（5）功血发生在已婚育龄妇女时可伴发不育。

（6）查体可有贫血、多毛、肥胖、泌乳等表现。盆腔检查除子宫稍饱满外，其余皆正常。

2.辅助检查

（1）基础体温曲线呈单相型。

（2）阴道涂片检查雌激素水平多数呈轻度至中度影响。血清雌二醇浓度相当于中、晚卵泡期水平。

（3）孕酮浓度＜9.1 nmol/L（3 nmol/mL），LH及FSH水平正常或LH/FSH比值过高，并失去周期性波动。

（4）诊断性刮宫：对已婚者应作为常规，未婚者治疗效果不佳者也应采取。可了解子宫内膜，并可除外宫腔内黏膜下肌瘤、息肉或子宫内膜腺癌等病变。子宫内膜活检可呈增殖、单纯性增生、复杂增生或非典型增生，无分泌期表现。

（5）宫腔镜检查：在直视下检查可增加宫腔内小型病变的检出率，并可取活检，迅速作出诊断。目前认为功血诊断确立，需有宫腔镜检查。

（6）子宫碘油造影：可根据子宫腔形态，有无充盈缺损，除外宫腔内病变。

（7）B超检查：有助于发现小型肌壁间、宫腔内的小肿瘤以及卵泡发育情况。

（8）腹腔镜检查：有助于诊断子宫内膜异位症、卵巢肿瘤，并能取活检，做出确切诊断。

（9）血及尿检测hCG：除外妊娠性疾病。

（三）病情分析

1.轻型 少至中量出血，经期延长但流血能自行停止，或服一般性止血药物有效。轻至中度贫血，流血停止后能自行恢复。

2.重型　流血量多伴严重贫血或大失血休克。

（四）治疗要点

治疗原则：①青春期功血，制止出血，等待卵巢轴的成熟；②育龄妇女出血，调整月经周期、恢复自然排卵；③对更年期功血，原则是快速止血、防止复发、诱导绝经。

1.快速止血　包括刮宫、激素和药物治疗、子宫内膜冷冻凝结和激光烧灼气化等方法。

（1）刮宫：用机械方法将增厚的内膜基本刮净而止血。本法显效、迅速，还可了解内膜病理变化，除外恶变。诊断时对宫腔大小，有无不平感，亦会有所了解，从而有助于鉴别诊断，对病程较长的已婚育龄期或围绝经期患者，应常规使用。但对未婚的青春期患者不宜刮宫，近期刮宫已除外恶变者，则不必多次反复刮宫。罕见的情况是刮宫后仍出血不止，此时应注意器质性疾病的可能，或试加用少量雌激素，帮助内膜修复、止血。

（2）孕激素内膜脱落法：即药物刮宫法。针对无排卵患者子宫内膜缺乏孕激素影响的病理生理变化，给患者足够量的孕激素，使增生的内膜变为分泌期，停药2～3天后内膜规则脱落，出现为期7～10天的撤退性出血，内膜脱落干净而止血。需向患者交代，不要误认为功血复发。常用的方案为孕酮20mg，肌内注射，每天1次，连续5天；停药3～5天出现咯血。本法的缺点是近期内必须有进一步失血，若累积于宫腔的内膜较厚，则撤退出血的量会很多，可导致血红蛋白进一步下降，故只能用于血红蛋白＞60g/L的患者。为了减少撤退出血量，可配伍丙酸睾酮每天25～50mg与孕酮同时肌内注射。在撤退出血量多时，可卧床休息，给一般止血剂，必要时输血。若撤退出血持续10天以上不止，应怀疑器质性疾病的存在。

（3）雌激素内膜生长法：本法只适用于青春期未婚患者及血红蛋白＜70g/L时。原理是大剂量雌激素使增生的子宫内膜在原有厚度基础上修复创面且止血。不同患者有效止血的雌激素剂量与其内源性雌激素水平的高低呈相关。一般采用苯甲酸雌二醇。从每日肌内注射3～4mg开始，分2～3次注射。若出血量无减少趋势，逐渐加至每天8～12mg，可望在2～3天内出血停止。若贫血重，需同时积极纠正贫血。血止2～3天后可逐步将苯甲酸雌二醇减量，速度以不足以引起出血为准，一般每次递减原量的1/3，直至每日1mg时不必再减，维持用药至20天左右。血红蛋白已高于70g/L时，再改用孕酮及丙酸睾酮使内膜脱落，结束这一止血周期。内膜生长法是为争取时间，纠正重度贫血。对血红蛋白十分低下的患者，应注意有凝血因子及血小板的稀释，单纯增加雌激素剂量仍可能无效。此时应请血液科检查血小板及凝血功能，必要时补充新鲜冻干血浆或血小板。

（4）长期应用孕激素：使内膜萎缩，减少缺血量，适用于围绝经期患者、近期刮宫已除外恶性情况者；血液病患者病情需要月经停止来潮者。大剂量孕激素，连用20天，使子宫内膜呈分泌期改变，后在孕激素的长期刺激下，腺体萎缩，间质蜕膜样变，内膜较薄，撤药后失血量可大大减少。方法：炔诺酮5～7.5mg，每4～6h1次，一般48～72h止血，以后改为每8h1次，维持3天后逐步减量（递减1/3），至2.5mg维持至止血后20天停药，或用甲地孕酮、甲羟孕酮8～10mg，止血后减量，减至4mg每日1次维持。如按上述方法服药72h未能止血或防止中途出现突破性出血，可加用小剂量戊酸雌二醇（1mg/d）。

（5）三合激素异炔诺酮联合用药：鉴于单独应用炔诺酮易发生突破性出血，且子宫内膜必须经雌激素准备，孕激素方能发挥作用，因此认为三合激素（苯甲酸雌二醇1.25mg，孕酮12.5mg，睾酮25mg）的止血作用较任何一种性激素单独使用的疗效好。此法适用于出血量多、严重贫血且又不愿刮宫的患者，具体方法：三合激素1支，肌内注射，每8h1次，24h后出血量明显减少，后改为每日2次，1～2天后再减为每日1次，同时加服炔诺酮2.5mg；每8h1次，用1～2天停用三合激素，若无出血，炔诺酮按1/3减量原则逐渐递减，一般5～6天达维持量（2.5mg/d）。从血止日算起共维持20～22天，如注射三合激素72h以上阴道流血仍不止，应考虑有器质性病变可能。

（6）一般止血药的应用：在本病的治疗中，止血药可起辅助作用。常用药物：维生素K 44mg，每日3次；维生素K 34mg，肌内注射，每日2次，有促凝血作用；酚磺乙胺0.25～1.5g肌内注射，每日2次，能增强血小板功能及毛细血管抗力；氨甲苯酸或氨甲环酸通过抗纤溶而止血，氨甲苯酸0.2～0.4g，以5%葡萄糖液稀释后静脉滴注，每日2～3次，氨甲环酸0.25～0.5g，同法稀释后静脉滴注，每日总量1～2g。维生素C及卡巴克洛能增强毛细血管抗力。前者可口服或静脉滴注。每日0.3～3g，后者5～10mg口服，每日3次，或10～20mg肌内注射，每日2～3次。此外，巴曲酶是经过分离提纯的凝血酶，每支1KU，可肌内注射或静脉注射，每日1次，连续3天，注射20min后出血时间会缩短1/3～1/2，疗效可维持3～4天。

（7）应用冷冻或激光破坏内膜：适用于内膜不典型增生的近绝经期妇女或激素治疗无效或反复发作者。由能很好掌握宫腔镜检查与治疗技术者进行操作。

1）宫腔内液氮冷冻：利用液氮超低温使内膜组织迅速凝结，细胞脱水，毛细血管栓塞，血流停滞，复温时细胞大量吸水、膨胀，核膜及浆膜破裂，导致冰冻的内膜面坏死。冷冻4 min，内膜功能层基本破坏，但基底层不受影响，其组织层次仍清晰，腺体间质形态无改变，结构良好。因此，除部分患者出现闭经外，多数患者的月经周期可恢复正常，经量明显减少。

具体操作：应用低温宫腔治疗机，术前10～20 min肌内注射冬眠1号半量止痛，扩张宫颈至10号，置入治疗探头，分别对宫腔前后左右4个部位进行单次冷冻–复温，每个部位冷冻持续4 min。

术后1～2 h有轻度疼痛，可给予止痛剂，并肌内注射抗生素预防感染。一般有阴道流水20～30天。2个月后需复查一次。

2）宫腔镜电切术：在B超监护下应用宫腔镜连续灌流式切割器，在卵泡期切割子宫内膜深至基底及1～2 mm肌肉组织。

（8）子宫切除手术：对顽固性出血，久治不愈、严重影响身体健康的围绝经期妇女或合并子宫肌瘤、腺肌病，同时存在子宫颈裂伤、重度宫颈糜烂或附件炎症者，选择子宫切除手术更为适宜。事实上功血患者50岁以后发生子宫内膜癌的危险性日益增高，凡肥胖或无条件反复进行妇科检查者手术切除子宫优于激素治疗。

2.调整周期、巩固疗效、防止复发　在上述激素治疗迅速止血的基础上，模拟性激素分泌的生理性节律，促使子宫内膜规律地周期发育和脱落，借此改善下丘脑–垂体–卵巢轴的反馈功能，疗程结束可出现反跳性排卵，重建规律的月经周期。

（1）后半期孕激素疗法：辅助内膜同步分泌化，调整周期，控制出血量。方法：于周期或撤血的第14～25天（后半期），每日口服炔诺酮2.5～5 mg（或甲地孕酮或甲羟孕酮4～6 mg），共12天，等待撤血后再开始治疗，疗程不宜短于3个周期。

（2）全程孕激素治疗：适用于内源性雌激素水平较高的病例。方法：于周期或撤血的第5～24天，连续服用炔诺酮或甲地孕酮或甲羟孕酮，剂量同上，疗程长短根据内膜病理检查结果；增生期内膜的疗程为3个周期，单纯内膜增生过长的疗程为6个周期，复杂型内膜增生过长的疗程为9～12周期。

（3）人工月经周期（E–P序贯疗法）：适用于育龄和更年期功血患者。采用上述单一孕激素治疗停7天后无撤血，提示患者内源性雌激素水平过低。方法：于周期或撤血的第5～24天，每天口服戊酸雌二醇1mg（或炔雌醇25μg），后10～12天（周期第14～24天）加服炔诺酮每日2.5～5mg或甲地孕酮或甲羟孕酮每日4～6mg，治疗3个周期。围绝经期功血患者可用克龄蒙连服3个月至半年。

（4）复方三相口服避孕药治疗：三相避孕片是一种新型避孕药，其主要特点是模拟月经周期中性激素的生理变化，将雌激素、孕激素制成3个不同阶段使用的药片，早期以雌激素成分为主；中期提高雌激素剂量，孕激素也略有增加，以避免突破性出血；晚期以孕激素为主，支持子宫内膜。雌激素、孕激素配伍后剂量较低，每月摄入甾体激素的总量较单相片减少约40%，不良反应发生率也相应下降。从周期第5天起按顺序服21天，停药后2～4天出血。早期阶段（黄色药片）：炔雌醇（EE）0.03mg加左旋18-炔诺孕酮（LNG）0.05mg。中期阶段（白色药片）：EE0.044mg加LNG0.075mg，服5天。晚期阶段（棕褐色药片）：EE0.03mg加LNG0.125mg，共服10天，出血类型符合正常月经规律，经量显著减少。

3.促使排卵　生育年龄妇女，尤以要求妊娠者在调整月经周期后需应用促排卵药物，以建立有排卵月经。常用的药物有枸橼酸氯蔗酚胺、人绒毛膜促性腺激素、阿替洛尔及绝经期促性腺激素等。

4.补血　严重贫血者需服用补血药物，必要时输血或用中药生地黄12g、丹皮12g、赤芍15g、墨旱莲15g、茜草根12g、女贞子12g、枸杞子12g、天麻10g、棕榈炭15g、炙杜仲15g、党参15g、黄芪30g。水煎服，每日1剂。具有健脾益气、凉血止血作用。

二、月经过多

患者月经间隔时间及出血时间正常，唯一异常的是月经量多。经碱性正铁血红蛋白法测定，每周期失血量多于80mL才视为月经过多。有报道，主诉月经过多的患者中仅40%经客观测量符合本症。

（一）病因

月经过多发病机制尚未阐明。近年来的研究有阳性发现的发病因素有：①子宫内膜不同种类前列腺素之间的比例失调；②内膜纤溶系统功能亢进。

（二）诊断要点

诊断本病关键是除外器质性病变。血液学检查十分必要。罕见的情况下应请血液科查血小板黏附及聚集功能，以发现血小板无力症。Fraser报道，对316例月经过多的患者行腹腔镜及宫腔镜检查，结果49%的患者有器质性疾病，以子宫肌瘤、子宫内膜异位症、子宫内膜息肉最为常见。

（三）治疗要点

1.药物治疗

（1）抗前列腺素合成药：国内用氟芬那酸，每次0.2g，每日3次。国外常用甲芬那酸每次0.5g，每日3次。据报道可减少失血量25%。应注意胃肠道反应。

（2）抗纤溶药：可减少失血量50%。制剂及用法同前。

（3）内膜萎缩治疗：常用的有19－去甲基睾酮衍生物，可减少20%失血量。达那唑每日200mg，可减少失血量60%，但应注意肝损害及雄性化不良反应。对要求避孕者，可长期口服短效避孕药，如复方炔诺酮（避孕Ⅰ号）、复方甲地孕酮（避孕Ⅱ号）或三相片，既起避孕作用，亦可减少月经量。

2.手术治疗　对药物治疗无效及无生育要求的患者，可手术切除子宫。经宫腔镜采用激光或电凝破坏部分子宫内膜疗法，同样适用于有排卵功能、药物治疗无效者。

三、经间出血

经间出血理论上可将其分为3型：

1.围排卵期　出血量都很少，持续1～3天。发生原因不明，是否因排卵前血内雌激素水平下降过多或内膜对雌激素波动过度敏感尚不清楚。出血可时有时无。一般仅对症止血治疗。

2.经前出血（即黄体期出血）　在基础体温下降前即有少量出血，持续日数不等；基础体温下降后出血量增多如月经，并按时停止。发生机制可能由于黄体功能不足或过早退化。处理可在出血前补充孕酮20mg，肌内注射，每日1次，连续5～7天，或HCG 5000IU，肌内注射，每周2次，亦可在早卵泡期用氯蔗酚胺，改善黄体功能。

3.月经期长（即卵泡期出血）　出血达7天以上仍不停止者。对照基础体温即可与经前出血相鉴别。发生机制不明，推测可能因新的卵泡分泌雌激素不足，内膜修复不良，或黄体退化异常，引起内膜脱落不全。治疗措施：月经周期5～7天起给小剂量雌激素促使内膜修复，或在前周期的黄体期用孕激素促使内膜规则剥脱。放置避孕环后出现月经期延长，原因是异物刺激使内膜有炎性反应或合成PGS过多，经抗炎及抗前列腺素药治疗有效。

# 第二节　子宫肌瘤出血

子宫异常出血是子宫肌瘤的主要症状，其中以月经量过多、经期延长、周期缩短及周期性出血最多见，偶有不规则或持续性非周期性出血。出血异常主要由壁间肌瘤和黏膜下肌瘤所引起，浆膜下肌瘤很少引起异常子宫出血。而壁间肌瘤多发生周期性出血，黏膜下肌瘤有时可表现为不规则出血。

（一）病因和发病机制

子宫肌瘤的确切病因尚不清楚。细胞遗传学研究提示部分子宫肌瘤存在染色体的异常。分子生物学研究提示子宫肌瘤是由单克隆平滑肌细胞增殖而成，多发性子宫肌瘤则是由不同克隆细胞增生形成。子宫肌瘤细胞中雌激素受体和组织中雌二醇含量较正常子宫肌组织高。雌激素可促使子宫肌瘤增大，故子宫肌瘤多发于生育年龄妇女，而绝经后肌瘤停止生长，甚至萎缩。孕激素可刺激子宫肌瘤细胞核分裂，促进肌瘤生长。

子宫肌瘤导致出血的原因主要有：

1.子宫增大导致内膜表面积增大。据Segal测量，子宫内膜正常面积仅15 $cm^2$，而有大肌瘤时面积可增大到224.5 $cm^2$。由于肿瘤的阻塞使宫腔变形，常使内膜脱落不正常，行经时可出现内膜不规则脱落状态。

2.子宫肌层的节律性收缩因肌瘤的存在而受到阻碍，显著弯曲的螺旋小动脉不能受到压缩而发生持久性严重出血。

3.Farrer-Brown进行了子宫肌瘤干扰宫内血循环研究，发现子宫呈多血管状态，内膜及肌层内静脉丛充血与扩张。

4.肌瘤患者常由于雌激素过高而并存子宫内膜增殖及息肉，致月经量多，且出血量与日俱增，月经持续时间逐渐延长。

5.突向宫腔的肌瘤对内膜有机械性压迫，阻断了正常的淋巴及静脉循环，常使其所被覆的子宫内膜呈萎缩型，变薄、充血、水肿，并有较大的静脉窦。行经时内膜剥脱，静脉窦开放，导致大量静脉性出血。

6.黏膜下肌瘤完全突出到宫腔，形成较长的蒂，由于血供不足或继发感染，引起表面黏膜破坏，溃疡形成，可引起程度不等的不规则或持续性出血。

子宫肌瘤是女性生殖器最常见的良性肿瘤，也是人体最常见的肿瘤。由子宫平滑肌组织增生而成，其间有少量纤维结缔组织。子宫肌瘤多见于30～50岁妇女，以40～50岁最多见。

（二）病情分析

1.分类　按肌瘤所在部位分为宫体肌瘤和宫颈肌瘤。肌瘤原发于子宫肌层，根据肌瘤发展过程中与子宫肌壁的关系分3类。

（1）肌壁间肌瘤：位于子宫肌壁内，周围均被肌层包围。

（2）浆膜下肌瘤：向子宫浆膜面生长，突起在子宫表面，肌瘤表面仅由子宫浆膜层覆盖。有时仅有一蒂与子宫肌壁相连，成为带蒂的浆膜下肌瘤，营养由蒂部血管供应，因血供不足易变性、坏死。若蒂部扭转而断裂，肌瘤脱落至腹腔或盆腔，形成游离性肌瘤。若肌瘤位于宫体侧壁向宫旁生长，突入阔韧带两叶之间称阔韧带肌瘤。

（3）黏膜下肌瘤：向子宫黏膜方向生长，突出于宫腔，仅由黏膜层覆盖，称为黏膜下肌瘤。肌瘤多为单个，使宫腔变形增大，子宫外形无明显变化。黏膜下肌瘤易形成蒂，在宫腔内生长犹如异物，常引起子宫收缩，肌瘤被挤经宫颈突入阴道。

子宫肌瘤常为多发性，各种类型的肌瘤可发生在同一子宫，称多发性子宫肌瘤。

2.肌瘤变性

（1）玻璃样变：最多见。肌瘤部分组织水肿变软，剖面漩涡状结构消失，被均匀的透明样物质取代，色苍白。

（2）囊性变：继发于玻璃样变，组织坏死、液化形成多个囊腔，其间有结缔组织相隔。

（3）红色斑：多见于妊娠期或产褥期。肌瘤体积迅速改变，发生血管破裂，出血弥散于组织内。患者主诉急性腹痛、发热，检查肌瘤迅速增大。肌瘤剖面呈暗红色，如半熟的烤牛肉，质软，漩涡状结构消失。

（4）肉瘤变：肌瘤恶变即为肉瘤变，较少见。肌瘤在短期内迅速增大或伴不规则阴道流血者，应考虑有肉瘤变可能，若绝经后妇女肌瘤增大，更应警惕发生恶变。

（5）钙化：多见于蒂部狭小、血供不足的浆膜下肌瘤及绝经后妇女的肌瘤。

（三）临床表现

1.症状　多无明显症状，仅于盆腔检查时偶被发现。症状出现与肌瘤部位、生长速度及肌瘤变性关系密切，与肌瘤大小、数目多少关系不大。

（1）月经改变：最常见症状。有周期缩短、经量增多、经期延长、不规则阴道流血等。

（2）腹块：患者常自诉腹部胀大，下腹正中触及块物。

（3）压迫症状：肌瘤压迫膀胱出现尿频、排尿障碍、尿潴留等；压迫输尿管可致肾盂积水；压迫直肠可致排便困难等。

（4）不孕：肌瘤压迫输卵管使之扭曲，或使宫腔变形，妨碍受精卵着床。

（5）腹痛、腰酸、下腹坠胀、白带增多。

（6）继发性贫血。

2.体征　与肌瘤大小、位置、数目以及有无变性有关。多在妇科检查时子宫增大，可触及质硬、不规则、结节块状物。

（四）诊断要点

1.症状和体征　有典型的子宫肌瘤临床表现，月经过多而周期正常，伴有不孕、流产、早产、胎位不正或难产史。位于前壁的肌瘤有尿频、尿潴留；位于后壁的肌瘤大便次数增多或便秘。双合诊检查发现子宫不规则增大、略硬及凹凸不平感等特点，诊断多无困难。但是很小的肌瘤除月经量过多外，无其他症状，仅仅依靠常规妇科检查，难免误诊。往往按功血治疗失败，经进一步辅助检查，甚至手术后才明确诊断。应重视与其他子宫器质性病变相鉴别。

2.辅助检查

（1）B超检查　B超显像有利于发现子宫各部位大小型的肌瘤，肌瘤声像图以不均质强回声型较多见，回声较正常子宫组织强，常掺杂一些点状低回声区，可能是肌瘤含纤维组织多少不同，导致声像图上多样改变。

（2）宫腔镜检查　宫腔镜可见不规则突出于宫腔的肌瘤，能直视下观察宫腔内炎症、息肉、增生与黏膜下肌瘤鉴别诊断。

（3）诊断性刮宫　刮出子宫内膜行病理检查可明确诊断，且兼有止血作用。

（五）治疗要点

肌瘤治疗方法的选择取决于患者年龄、出血严重程度及患者的意愿等。

1.药物治疗　增大子宫似妊娠子宫2个月大小以内，症状不明显或较轻，近绝经的妇女或全身情况不能耐受手术者可先行药物治疗，采用性激素类药物可有效抑制肿瘤生长。

（1）雄激素：具有对抗雌激素、控制子宫出血的功能。可以促使子宫内膜萎缩、直接作用于平滑肌，使其收缩而减少出血，并可使近绝经患者提早绝经。

方法：丙酸睾酮25mg肌内注射，每5天1次，月经来潮时肌内注射25mg，每日1次，共3次，每月总量不超过300mg，以免引起男性化。

（2）促性腺激素：释放激素类似物（GnRH-α）可抑制垂体、卵巢功能，降低雌激素水平，适用于治疗小肌瘤（≤2个月妊娠子宫大小）、经量增多或周期缩短、绝经过渡期患者。亮丙瑞林3.75mg/支，每4周皮下注射1次，连续使用3~6个月。使用后患者经量减少或闭经，贫血逐渐纠正，肌瘤也能缩小，但停药后又逐渐增大至原来大小。不良反应为围绝经期综合征症状，如潮热、出汗、阴道干涩等。GnRH-α制剂不宜长期持续使用，长期应用可使雌激素缺乏导致骨质疏松。

（3）米非司酮：是作用于受体水平的新型米非司酮药物，对孕酮受体的亲和力比孕酮强5倍，它能取代体内孕酮与孕酮受体结合，因而抑制孕酮活性。但近年来的研究表明，孕激素对肌瘤的增长起重要作用。应用孕激素拮抗剂米非司酮可使肌瘤萎缩。Mumh等1993年首先报道每天口服米非司酮50mg，连续3个月，可使子宫肌瘤体积缩小49%，但出现了抗糖皮质激素的不良反应。1995年他又报道了2种不同剂量的米非司酮治疗子宫肌瘤的结果，每日口服25mg可使肌瘤缩小体积56%，并且无抗糖皮质激素的不良反应。米非司酮5mg也可造成闭经并且无抗糖皮质激素不良反应，但子宫肌瘤体积无明显缩小。

用法：每次10mg或每次12.5~25mg，每天1次，连服3个月，是治疗子宫肌瘤的理想剂量。并发现围绝经期妇女，服用米非司酮后可提前绝经。对这些患者采用米非司酮治疗有可能避免手术。但应注意其拮抗糖皮质激素的不良反应。

由于药物治疗子宫肌瘤普遍存在停药后复发的缺点，故目前尚不能完全替代手术治疗。但米非司酮可明显缩小肌瘤体积，并且有纠正贫血、减少盆腔充血作用，故适用于术前用药，特别是对于严重贫血且不能马上进行手术的患者。

（4）中药治疗：中药能活血化瘀，消瘤散结，具有抑制子宫肌瘤生长、消炎、止血等作用。方剂：当归12g、川芎10g、地黄12g、白芍12g、桃仁10g、红花10g、三棱10g、莪术10g、土元10g、昆布10g、海藻10g、丹参30g，水煎服，每天1剂，30天为1个疗程，停药1周后再服第2个疗程。

2.手术治疗

（1）子宫切除术：是绝经期前妇女肌瘤较大、出血症状严重者、经药物治疗无效者、不需保留生育功能或疑有恶变者的主要治疗方法。手术安全，疗效肯定，不会复发。50岁以下、卵巢外观正常者应予保留子宫。

（2）肌瘤切除术：对35岁以下、未婚或已婚未生育、年轻需要保留生育能力的妇女可采用此种手术方法。为减少术后出血及缩小手术范围，尤其靠近输卵管口的肌瘤，在术前应用以上药物治疗1个疗程使肌瘤缩小后再行手术，效果更好。手术可经腹或腹腔镜进行。

（3）宫腔镜下肌瘤切除术：对小型黏膜下肌瘤可应用Na：YAG激光切割瘤蒂后取出肌瘤。对于突出于宫颈口或阴道内的黏膜下肌瘤也可经阴道进行，在蒂根部钳夹切除或切除后肠线缝扎。

3.子宫肌瘤合并妊娠的处理

（1）妊娠期子宫肌瘤：出现红色变性，患者出现腹痛、恶心、呕吐，以保守治疗为主，多数能经对症处理后缓解。经保守治疗效果不佳，如持续发热、腹痛、恶心、呕吐等症状不能缓解时应考虑手术治疗。手术要根据妊娠周数确定妊娠的去留，确定继续妊娠者要给予保胎治疗。

（2）分娩期子宫肌瘤

1）肌瘤位置不影响胎儿经阴道分娩，原则待其自然分娩、产褥期后重新检查。

2）子宫肌瘤嵌顿于骨盆腔，影响胎先露下降，可做选择性剖宫产，同时行子宫肌瘤剔除术，术中为减少出血，子宫体注射催产素并于子宫峡部放置止血带等以减少出血。

3）肌瘤大而多发，有变性，患者不愿保留子宫时，可行选择性剖宫产及子宫切除术。

## 第三节 阴道断端出血

患者在全子宫切除时，阴道断端以可吸收线缝合，术后大多数均不出血。正常情况下术后7～10天阴道断端处缝线脱落，阴道内可有少量血性分泌物及血水流出。但个别可于术后发生出血。

（一）病因和发病机制

1.术后阴道断端出血，断端处小动脉出血，有时有小动脉搏动。此术中未单独结扎血管，仅以血管钳夹住与阴道组织一起缝合，在术后数小时或肠线吸收后，小动脉血栓脱落而出血。

2.术中缝合断端时：①未将断端两侧方的阴道上行动脉分支单独结扎，或主韧带断端结扎不牢。②阴道断端血管结扎不牢或断端缝合不严密。这类出血可发生在术后数小时，也可发生在术后7～10天，往往量多，色鲜红，有时导致休克。

3.阴道断端感染，使缝合的肠线过早溶解，血管血栓受细菌感染脱落后引起出血。这种出血发生时间较晚，多在术后15～30天，出血量多少不定。

4.术后过早及过度使用腹压引起阴道断端出血，多在咳嗽、便秘、术后尿潴留时发生。

5.低蛋白血症、贫血、高血压、腹水也可影响阴道断端愈合，成为术后阴道出血的原因。

（二）病情分析

1.子宫切除术后立即或数日后阴道出血，量多时则发生休克。

2.阴道断端可见活动性出血，量较多，色鲜红，有时可见搏动，此种出血多为小动脉出血。

3.阴道断端活动性出血，量多少不定，出血点不明显，此种出血往往为静脉出血。

4.阴道断端渗血，量较少，出血点不明显，此种出血往往多为毛细血管出血。

5.病情严重指标，如阴道大出血、休克。

（三）治疗要点

1.少量出血时可自行止血不必处理。

2.阴道断端活动性出血时：

（1）出血量不多，阴道检查找不到明显出血点时可用碘仿纱布压迫止血，48～72h取出，同时全身应用止血药及抗生素。

（2）出血量多，色鲜红，断端可见明显出血点时可用4号丝线“8”字缝合出血处，如有明显小动脉搏动性出血时，可用7号丝线缝扎小血管。

（3）出血量多，经阴道缝扎不能止血，且患者出现血压下降，甚至休克时，需立即开腹，寻找出血小动脉，必要时先行髂内动脉结扎止血，再寻找出血点缝扎止血。

# 第三章　产科合并症与并发症

## 第一节　妊娠呕吐

【概述】

妊娠呕吐是在妊娠早期并发的，以不同程度的恶心、呕吐为主要症状的症候群。对于较轻的患者一般在12周后自行消失。偶有少数孕妇反应严重，恶心、呕吐频繁，不能进食，引起水、电解质紊乱，酸中毒，甚至肝、肾功能异常，需住院治疗，此为妊娠剧吐。

【诊断步骤】

1.了解呕吐出现的时间，分析呕吐的原因

（1）通过了解停经史及B超等检查，确定早孕，排除葡萄胎引起剧吐的可能。早孕反应多出现在停经40d左右，恶心、呕吐程度较轻，常发生在晨间及饭后，持续至妊娠12周后逐渐好转。妊娠剧吐常出现反复剧烈呕吐、乏力、消瘦，不能进食进水，易导致体液平衡失调及新陈代谢障碍。葡萄胎患者恶心、呕吐出现时间较早，持续时间较长，血β-hCG较正常妊娠明显升高，并伴有下腹痛、阴道流血，可出现高血压，B超提示雪花状回声或蜂窝状图像。

（2）通过了解呕吐相伴随的症状，与妊娠合并内外科疾病所致的呕吐相鉴别。

1）肝炎：有恶心、呕吐，亦伴有全身乏力、食欲不佳、上腹胀痛、低热等症状，但不一定是停经40多天开始发生，亦不能在孕12周后消失。可伴有肝大、压痛、黄疸、氨基转移酶升高，实验室检查可以查到肝炎不同抗原和抗体。

2）急性胃肠炎或食物中毒：可出现在妊娠的任何时期，有不洁饮食史，同时出现呕吐和腹泻，可伴有发热和腹痛。呕吐物或大便常规可鉴别。

3）胆囊炎和胆石症：多在食用油腻食物后发生恶心、呕吐，且有右上腹持续性或阵发性绞痛，常向右肩部放射，伴寒战、发热、黄疸，检查时腹肌紧张、胆囊区触痛明显，墨菲征阳性，B超检查有助于诊断。

4）急性阑尾炎：可有阑尾炎病史，转移性右下腹痛伴发热、恶心和呕吐，右下腹麦氏点压痛、肌紧张和反跳痛。

5）糖尿病和肾病：在孕前有糖尿病或肾病史，在疾病进程中，因发生代谢性酮症酸中毒而引起恶心、呕吐，纠正代谢紊乱或尿毒症后可好转。如果出现单侧或双侧肋痛、高热、膀胱刺激症状，应考虑急性肾盂肾炎。

6）中枢神经系统疾病：如颅内高压或脑膜炎所致呕吐，呈喷射状，吐前无恶心，吐后不觉轻松，且与进食无关。可伴有头痛和发热。

7）前庭功能紊乱的运动病与内耳眩晕症：常于变动头部位置时发作，继眩晕出现，有剧烈恶心、呕吐，伴耳鸣，有典型的眩晕症状，检查可见眼球颤动。

8）神经功能性呕吐：与进食及精神因素有关，食后即吐，量不多，呕声大且吐出物多为口水，所含食物不多，呕吐与妊娠无关。

9）药物刺激引起的呕吐：有服药史，在停药后即自愈。

2.判断妊娠呕吐的严重程度。

（1）轻度：并不影响日常生活，多在妊娠12周前后自然消失。

（2）中度：恶心、呕吐加重，且不限于晨间，但经休息、饮食指导和药物对症治疗后，病情可缓解。

（3）重度：持续恶心、呕吐频繁，不能进食；脱水、电解质紊乱及酸中毒；肝、肾功能异常，出现黄疸、蛋白尿；眼底检查视网膜出血，更有甚者病情继续发展可出现意识模糊、昏睡状态等。

【经验】

1.呕吐出现的时间　初产妇、神经系统功能不稳定、精神紧张的孕妇妊娠呕吐较多见。停经40 d左右发病。呕吐发展和消失的过程与孕妇血液中人绒毛膜促性腺激素水平上升和下降的时间相吻合。大多认为与血β-hCG增高密切相关。但症状的严重程度与孕妇血β-hCG值不一定成正比。

2.注意呕吐相伴随的症状

（1）宫内妊娠，尿酮体++，应首先考虑妊娠剧吐。

（2）葡萄胎患者，呕吐较正常妊娠早且明显，并可于停经6～8周出现阴道不规则流血，子宫一般大于停经月份。10%的患者可出现蛋白尿、水肿、高血压和甲亢症状。

（3）伴内外科并发症者，应注意其伴随症状，其伴随症状的严重程度可以超过呕吐的严重程度。

3.呕吐伴精神症状　需要提醒的是，当个别严重的妊娠剧吐患者出现眼肌麻痹、躯干共济失调和遗忘性精神症状时，需考虑韦尼克-科尔萨科夫综合征的可能。

【治疗】

1.妊娠呕吐

（1）轻度呕吐：了解并解除其思想顾虑，按患者意愿选择饮食，少食多餐为原则，进清淡易消化的食物，避免油腻的食物及甜品。适当休息，减轻工作。予以维生素$B_1$、维生素$B_6$及维生素C口服。

（2）中、重度呕吐：需立即住院治疗，入院后先予禁食2～3d，每日静脉滴注葡萄糖及复方氯化钠溶液，总量在3000mL左右，补液中加入维生素$B_6$及维生素C，肌内注射维生素$B_1$。根据血钾、钠及二氧化碳结合力的动态变化补充钾、钠及碳酸氢钠溶液，纠正水、电解质失衡。营养不良者给予氨基酸、脂肪乳剂的营养支持。一般2～3d待病情好转、呕吐停止后，可试进食少量流质，以后逐渐增加进食量，调整静脉输液量。若治疗数日效果不显著，加用糖皮质激素，可能有益。

（3）经积极治疗病情不见好转，出现下述情况者应考虑终止妊娠的指征：①持续性黄疸；②持续蛋白尿；③体温升高，持续在38℃以上；④心率＜110次/分；⑤多发性神经炎及神经体征；⑥韦尼克-科尔萨科夫综合征。

2.葡萄胎

（1）患者一经确诊应立即行吸宫术。一般应尽量一次吸刮干净，一次吸尽者不必常规第2次刮宫。术后应根据阴道流血、B超检查及血β-hCG下降情况，来判断有无宫腔残留。

（2）切除子宫：对年龄＞40岁、无生育要求、血β-hCG＞10万U/L、子宫明显大于停经月份、小水疱为主的患者，应行子宫切除术，保留双侧附件。

（3）预防性化疗：年龄＞40岁、葡萄胎排出前hCG值异常升高、滋养细胞高度增生或伴有不典型增生、葡萄胎清除后hCG曲线不呈进行性下降、出现可疑转移灶、无随访条件者，应考虑行预防性化疗。可以在吸宫前1～3d开始，采用单一药物，如甲氨蝶呤0.3～0.4mg/kg，静脉注射或肌内注射，1次/天，共5天；放线菌素D 8μg/kg，静脉滴注，1次/天，共5天。如1个疗程后β-hCG未恢复正常，3周后重复化疗，直至正常。

（4）随访：吸宫后每周测血β-hCG直至正常，3个月内每月1次，以后每2个月1次至1年，1年后每年1次。出现阴道流血或咯血时随时复诊。血β-hCG恢复正常后再次受孕时机不受限制。

3.妊娠合并内外科疾病的处理　参照有关章节。

## 第二节　妊娠水肿

【概述】

组织间隙的过滤积液称为水肿。正常妊娠时在妊娠中、晚期，由于盆腔静脉及下腔静脉受肿大的子宫压迫，静脉回流受阻，使毛细血管压超过血浆渗透压，体液滤出管壁至组织间隙，引起生理性水肿，通常称为妊娠性水肿，是孕妇的常见症状之一。主要表现在下肢踝关节两侧、足背及胫骨前面，出现轻度凹陷性水肿，一般经卧床休息后可以消退，有时水肿也可出现在手指及脸部。

【诊断步骤】

1.了解妊娠水肿出现的部位和程度　主要是为了区分是生理性水肿还是病理性水肿。生理性水肿出现于妊娠中、晚期，在下肢踝关节两侧、足背及胫骨前面，特点是程度轻、可凹性，一般经卧床休息后可以消退。病理性水肿可出现在妊娠的任何时期，特点是程度较重，多为全身性，卧床休息后不能消退，同时伴有其他症状，或有慢性疾病史。

2.了解妊娠水肿是否伴有高血压　对于妊娠水肿的孕妇，首先应测量血压，了解血压的情况，以排除妊高征。妊高征是妊娠期特有的常见疾病，特点是水肿可延至膝以上或体重慢性增加，卧床休息不减退，伴高血压、蛋白尿等三大症状，严重时肝、肾功能可受到损害，眼底视网膜小动脉改变能反映妊高征严重程度，终止妊娠后好转。根据疾病的严重程度可分为轻、中、重3期：

1）轻度妊高征：血压≥140/90mmHg（1mmHg=0.133kPa），或较基础血压升高30/15mmHg，可伴有轻度蛋白尿和（或）水肿。

2）中度妊高征：血压超出轻度范围，血压＜160/110mmHg，尿蛋白＋，或伴有水肿，无自觉症状。

3）重度妊高征（先兆子痫及子痫）：先兆子痫时血压≥160/110mmHg，尿蛋白＋＋~＋＋＋＋和（或）伴水肿，有头痛等自觉症状。子痫指在先兆子痫基础上有抽搐或昏迷。

其次，妊娠水肿伴高血压还要考虑急慢性肾炎和原发性高血压。前者多在脸、面、下肢及外阴出现水肿，水肿坚实，重者浆膜腔积液，病前有感染史，突然发病，以水肿、血尿、管型尿及蛋白尿为特征，血压轻度升高，抗链球菌溶血素“O”效价高。后者有高血压史，妊娠早期血压即可较高，自觉症状较轻，一般不出现蛋白尿，肾功能不减退，眼底检查常以动脉硬化为主。

3.了解妊娠水肿是否伴有全身症状　在排除以上疾病的同时，应详细询问病史，了解全身状况及是否有慢性疾病史，并仔细进行体格检查。

（1）局部水肿：出现于病变部位或淋巴管（腺）、静脉阻塞的上方，有手术史、局部病变（如炎症、创伤、压痛条索状物等），要考虑深静脉血栓或血栓性静脉炎。

（2）全身性水肿：不伴有高血压，要考虑心、肾、肝及营养不良性水肿。

1）心源性水肿：由下垂部开始逐渐向上发展，重者有胸腔积液、腹水及肺水肿，患者应有心脏病史及体征，心力衰竭时表现为脉快、气促、发绀、端坐呼吸、咯血、颈静脉怒张，肺部出现啰音，肝、脾大等全身症状。

2）肾病综合征水肿：由踝部渐及全身，出现快，可有胸腔积液、腹水，多种病因，以水肿、大量蛋白尿、血浆蛋白过低、血脂高及尿中有脂肪小体为特征，血黏度为高凝及高黏状态。

3）肝硬化：患者妊娠者少见，下肢水肿及腹水缓慢出现，腹水为漏出液，见于肝功能失代偿期，有病毒性肝炎等病史及肝硬化表现，肝功能损害、白/球蛋白倒置、B超及X线食管造影和肝活检有助确诊。

4）营养不良者有摄入不足或过度消耗病史，伴消瘦、贫血、疲乏等症状，蛋白质缺乏者水肿起自下肢或面部，重者发展至全身并有胸腔积液、腹水和血浆蛋白量减少；维生素$B_1$缺乏者水肿起自踝部，伴皮肤发红，重者延及全身及胸腹腔，典型症状为周围神经炎、暴发型脚气病型心脏病及水质和浆液渗出，维生素$B_1$治疗有效。

5）甲状腺机能减退：患者水肿为黏液性，非可凹性，起病慢，面及眼睑虚肿，典型症状为低基础代谢率综合征及黏液性水肿面容，血清TSH下降，蛋白结合碘剂甲状腺吸$^{131}$I率下降，X线示成骨中心骨化不均匀。

【经验】

1.妊娠水肿是孕期妇女的常见症状，多数是由于妊娠生理性因素引起的，病理性因素多见于妊高征，其他疾病引起的水肿较少见。因此，妊娠水肿患者在卧床休息后不能减退者，首先应想到妊娠特有的疾病——妊高征。此时应常规测量血压，检查尿常规，如果血压≥140/90mmHg或大于基础血压30/50mmHg，尿蛋白阳性，应首先考虑妊高征。

2.在妊娠水肿中，全身水肿多见，单纯的局部疾病引起的局部水肿少见。显性水肿多见，而隐性水肿少见。患者来就诊时，一般已是显性水肿。所谓隐性水肿指孕妇体重异常增加，每周超过0.5kg，若体内积液过多，则导致临床可见的水肿。这种情况多见于妊高征发病早期。

3.妊娠水肿伴高血压，应行眼底检查。眼底小血管的特殊变化是妊高征特有的变化之一，可以帮助了解妊高征严重的程度，对于决定处理和估计病情均有重要意义，同时有助于鉴别有相同症状的其他疾病。妊高征轻症者眼底可无变化；重症者主要变化为视网膜小动脉痉挛，小动脉和静脉之比由正常的2∶3变为1∶2、1∶3甚或1∶4，严重时可出现视网膜水肿、视网膜剥离、棉絮样渗出物及散在的出血点，或火焰状出血，此时患者有视物模糊或突然失明。这些病变于产后随着妊高征的好转，视力也可逐渐恢复。需要指出的是，在妊高征的诊断过程中，水肿并不是主要的诊断依据。

4.心源性水肿：出现心力衰竭，要注意鉴别心力衰竭的原因。妊娠合并心脏病是严重的妊娠并发症，在孕产妇死因顺位中高居第2位。主要原因是先天性心脏病、风湿性心脏病、妊高征性心脏病、围产期心肌病等。需要引起注意的是，这4种心脏病引起的心力衰竭都是充血性心力衰竭，有相似的临床表现。不同的是，前2种疾病应有相应心脏病史；妊高征性心脏病应伴高血压；围产期心肌病起因不明，发病多在妊娠后3个月至产后半年内，除心力衰竭症状外，还伴有心律失常。

5.妊娠合并肝硬化可加重肝脏负担，进一步加重肝脏损害，易引起腹水、食管静脉曲张破裂出血、黄疸和肝性脑病。因此，要注意监测尿胆原、胆红素和肝功能。

6.妊娠合并肾脏疾病、营养不良和甲状腺功能减退的诊断与非孕期相同。需要注意的是，高血压伴水肿的患者，如果出现肾功能损害，尤其是出现肾病综合征症状时，要鉴别是妊高征引起的肾功能损害，还是妊娠合并肾病综合征。这主要通过详细询问以往的病史及孕期的首次产前检查资料予以综合判断。而妊娠合并甲状腺功能减退的患者孕期也容易并发妊高征和心功能不全，此时也要注意鉴别诊断。

【治疗】

1.妊娠期生理性水肿　经卧床休息后可自行减退，不需特殊治疗。妊娠期病理性水肿应根据不同的发病原因进行相应的治疗，而不主张单纯给予利尿剂以减轻水肿。

2.妊高征　处理原则是解痉、降压、利尿、扩容。

（1）硫酸镁是用于妊高征解痉的经典药物，有预防和控制子痫发展的作用，剂量为17.5～20g/d，静脉滴注＋深部肌内注射。硫酸镁除有解痉作用外，还有轻度的降压作用，如血压较高则可选择一些降压药物以防脑血管意外和胎盘早剥，常用的有硝苯地平、酚妥拉明、硝普钠和肼屈嗪。利尿的原则是在扩容的基础上进行，以防止血液进一步浓缩而加重疾病，且适用于全身水肿、肺水肿、脑水肿、血容量过高和心力衰竭的患者。

（2）妊高征处理时要注意子痫的发生，产后的患者也要加强监护，尤其是对先兆子痫的孕产妇要做好病房的安静和避光措施。

（3）孕37周时应考虑终止妊娠，宫颈条件成熟者可人工破膜引产；宫颈未成熟者，估计阴道分娩有困难，可适当放宽剖宫产指征。重度妊高征经治疗无好转者，孕32～34周应考虑剖宫产终止妊娠。特别要注意的是子痫抽搐后治疗时间不应过长，一般在控制6h后应及时终止妊娠，以免再次发生抽搐。

3.心源性水肿　应首先明确发病的原因，针对病因进行治疗。出现心力衰竭的患者要注意休息、体位、吸氧和饮食控制等一般治疗，同时要针对病情给予特殊治疗，包括利尿剂、强心药物、血管扩张剂等的应用。心力衰竭患者产科处理原则是胎儿成熟，在控制心力衰竭的同时及时剖宫产终止妊娠；胎儿不成熟，边控制心力衰竭，边促胎肺成熟，待L/S≥2时行剖宫产。

4.肝硬化　如果患者肝功能代偿良好，可给予一般护肝治疗，同时预防食管和胃静脉曲张。如果出现食管静脉曲张破裂出血，保守治疗无效，患者又迫切希望继续妊娠者，可行门静脉分流术，国外报道该手术一般在孕4～5个月进行。分娩时试产时间要短，有食管静脉曲张或有产科指征者，应尽早行剖宫产术，并做好输新鲜血和补充凝血因子的准备。

5.妊娠合并肾脏疾病　一般处理原则同非孕期。产科处理应注意疾病与孕周和胎儿发育程度的关系。定时测量血压、尿蛋白、肾功能和胎儿成熟度有助于判断妊娠是否继续。终止妊娠的时机如下：

（1）药物治疗不能控制血压，伴有氮质血症或提示胎儿有宫内缺氧时，应考虑终止妊娠。

（2）若孕妇尿蛋白＞5g/L，血肌酐＞79.6 μmol/L，血尿素氮＞4.64 μmol/L，于妊娠32周后进行胎儿胎盘功能测定，并用地塞米松等促胎肺成熟，择期行剖宫产终止妊娠。

（3）妊娠一般不超过36周，36周后往往血压剧增，有胎儿死亡及肾功能恶化的危险。

6.营养不良　可直接影响胎儿及婴儿的体格生长和智力发育。整个孕期母体增加储备蛋白质约910g，蛋白质和B族维生素需要膳食中提供。因此，预防和治疗蛋白质和B族维生素缺乏引起的水肿，主要靠孕期合理的膳食结构。当症状严重时，可适当补充人体白蛋白及维生素B。产科处理需注意胎儿生长受限、早产、胎儿窘迫和死胎。一旦出现此类症状需及时处理，必要时终止妊娠。

7.甲状腺功能减退　孕妇孕期可能继续服用甲状腺素片，但一般在孕期需增加25%～50%，120～240mg/d，每月监测血清激素及TSH水平，根据需要调节甲状腺激素剂量，使TSH维持在正常范围。产后立即减量。产科处理无特殊。

## 第三节　妊娠合并贫血

【概述】

妊娠合并贫血是妊娠期最常见的血液系统疾病。妊娠期发生的一系列生理变化影响了血液病的诊断和治疗。最主要的变化为孕期血容量增加50%，血浆和红细胞增加比例失衡，使得血液稀释，表现出生理性贫血。而病理性贫血多数是由于体内缺少一种或多种物质，如铁、叶酸和维生素等，影响红细胞的生成所致，少数是由于造血功能障碍所致。妊娠合并贫血对孕妇和胎儿的生长发育有一定的影响，可造成胎盘供氧不足、心肌缺氧心脏负荷增加、妊高征发病率上升、对失血耐受力低及抵抗力下降等，这种影响及严重程度与原因有关。

【诊断步骤】

1.询问病史、体格检查及进一步辅助检查　应注意早孕反应程度，是否存在偏食、少食情况，体格检查除贫血一般体征外，是否存在巨幼红细胞贫血所具有的舌炎表现，应进一步排除其他可能导致贫血的原因，如溶血、慢性肾病、肝病、感染以及肿瘤等。常规进行血象检查，如果血象表现不典型则可考虑进一步行骨髓涂片以及其他检查。

2.若为小细胞低色素性贫血则进一步检查与铁代谢有关的参数　如果血象表现为小细胞低色素性贫血，可进一步查与铁代谢有关的参数，有关指标会提示妊娠缺铁征表现。在诊断困难时可进一步查骨髓象。

3.若为大细胞性贫血则进一步查血液生化　如果血象表现为大细胞性贫血，则有关检查会提示叶酸缺乏或维生素$B_{12}$缺乏，进一步骨髓涂片则可见典型巨幼红细胞。

4.若为正细胞正色素性贫血，除查血象骨髓涂片外应进一步查血清胆红素　如果血象表现为正细胞正色素性贫血，同时白细胞计数减少，网织红细胞显著减少，骨髓象提示造血障碍增生不良，则考虑为再生障碍性贫血；如果血象提示网织红细胞增多，骨髓造血功能亢进，血清胆红素增加，特别是间接胆红素升高为主，则诊断考虑为溶血性贫血。

【经验】

1.关于孕期贫血的诊断标准，国内外尚未统一。

（1）WHO诊断标准：孕妇血红蛋白低于110 g/L，红细胞计数低于$3.5\times10^{12}$/L，血细胞比容低于0.30。

（2）国内诊断标准：孕妇血红蛋白低于100 g/L，红细胞计数低于$3.5\times10^{12}$/L，血细胞比容低于0.30。

（3）美国基本控制中心的诊断标准（1990年）：孕早期及晚期血红蛋白低于110 g/L，血细胞比容低于0.33；孕中期血红蛋白低于105 g/L，血细胞比容低于0.32。

2.血红蛋白低于60 g/L，为重度贫血。

3.由于妊娠后半期饮食中摄取的铁不能补充胎儿迅速发育的需要，所以在妊娠20周以后要常规口服铁剂，食物中缺乏钙、维生素C以及慢性感染都会影响铁的吸收、再利用以及红细胞的寿命；妊娠晚期常规口服叶酸5 mg，1次/天，多吃富含叶酸的新鲜蔬菜以及富含蛋白质的食物。

4.肌内注射铁剂并不能快速提升血红蛋白，其应用指征主要是口服铁剂吸收效果差或是无法口服铁剂。应用时应深部注射，同时少数患者会出现类似过敏性休克的不良反应，应该严密观察。

5.妊娠合并贫血输血治疗时以少量多次输新鲜血为宜，每次150～200mL，20滴/分，以防急性充血性心力衰竭发生。

6.由于中期妊娠引产并不减少再生障碍性贫血的病死率，故应采取多次、少量输新鲜血、高蛋白饮食以及足够的维生素等支持治疗，促使病情好转，尽量使临产前血红蛋白达到80g/L以上；不宜使用雄激素，因对女性胎儿可引起男性化；糖皮质激素在孕晚期可使用，但应注意其有增加感染的作用；中医辨证论治提倡使用；其他治疗的药物可继续使用，近年来报道胎肝细胞悬液输入效果甚好。

7.如果诊断困难或诊断条件不具备时可进行试验性治疗。

【治疗】

1.缺铁性贫血的处理：

（1）血红蛋白≥60g/L者采用口服铁剂的方法，宜选用副不良反应小、利用率高的铁剂；从小剂量开始、饭后服用以减少胃肠道反应；同时服用维生素C以促进铁的吸收，补铁同时加叶酸或维生素$B_{12}$可提高疗效；服铁剂前后1h禁喝茶；对口服铁剂后有严重胃肠道反应者，可改用注射铁剂。

（2）血红蛋白＜60g/L者应予少量多次输血或红细胞。

（3）临产后应配血备用，缩短第二产程，加强宫缩剂运用以防产后出血，同时加强无菌操作观念。

（4）产褥期应常规应用广谱抗生素预防感染，并继续补充铁剂。

2.确诊为巨幼红细胞贫血，应遵循以下处理原则：

（1）加强孕期营养，合理饮食，多吃富含叶酸的新鲜蔬菜和富含蛋白质的食物，一般叶酸和维生素$B_{12}$同用，并同时补充铁剂和维生素C。

（2）贫血严重（血红蛋白＜60g/L）且距分娩时间较近者，同样应予少量多次输血或红细胞。

（3）叶酸缺乏者，由于体液免疫与淋巴细胞均降低，故应预防感染的发生，尤其是肠道感染，以减少影响叶酸吸收的不利因素。

3.妊娠合并再生障碍性贫血者，应由产科医生及血液科医生共同管理。

（1）妊娠期：妊娠3个月以内，若血红蛋白＜40g/L，可在输新鲜血及给予抗生素条件下进行人工流产术；若血红蛋白＞60g/L，可考虑继续妊娠，若发现本病时已到妊娠中期，可在积极治疗条件下继续妊娠。

（2）分娩期：尽可能使血红蛋白达到80g/L以上，以阴道分娩为宜，适当缩短第二产程；若有产科指征需做剖宫产时，应做好输新鲜血及血小板的准备，同时加强宫缩剂运用及预防感染。

（3）产褥期：继续支持治疗，加强宫缩剂运用及广谱抗生素预防感染，必要时仍需输血。

4.溶血性贫血的处理：

（1）脾切除对遗传性球形红细胞增多症治疗有效。

（2）在高发区进行普查与卫生宣教以及禁食蚕豆对于控制红细胞葡萄糖-6-磷酸脱氢酶（G6PD）缺乏的溶血性贫血有一定效果。

（3）对α地中海贫血治疗无有效方法，输血可以改善，做好产前咨询与诊断极为重要；对β地中海贫血妊娠期补充铁剂与叶酸，贫血严重者可少量多次输血，产科所遇到的多属轻型，对妊娠常无严重影响。

## 第四节　妊娠合并创伤

【概述】

随着社会的发展、城市人口的增加和孕妇户外活动的增加，妊娠期意外创伤的发生率也不断增加。文献报道，妊娠期创伤的发生率为6%～8%，是妊娠妇女非产科死亡的主要原因之一。创伤可以发生在各个孕期，而膨出的腹部为直接受伤的目标，其中机动车事故是引起创伤最常见的原因，占钝性外伤的60%～75%，其次常见的原因有摔伤、腹部攻击伤和刺入伤。

【诊断步骤】

1.了解创伤的经过、性质和部位　无论是产伤还是非产伤均以撕裂伤为多。如阻塞性分娩时，因子宫内压力过大，子宫下段组织被撑裂断，或因钝器、重物打击所致组织裂开和肌纤维撕裂等。撕裂伤的伤口边缘多不整齐，伤部易有肿胀、淤血和深部血肿。其后，则依次为钝挫伤、非穿透伤、挤压伤或穿刺伤。产伤发生在生殖道，延伸至其邻近器官者少见；而非产伤可发生在全身任何一部位（包括生殖道），但以盆腹部外伤为多见。还有少数为动物咬伤及烧灼伤。

孕妇发生创伤后，应详细了解当时受伤的情况。如发生车祸时，要了解车祸时被撞的部位；高处坠落后，了解着地时的部位和姿势，除可能发生骨折外，常可发生内脏脏器损伤和破裂等复合伤；注意与诊断有关的病史，如高血压、糖尿病等异常情况，充分了解月经史、孕产史，以便正确估算孕龄。

2.了解创伤的程度　孕妇发生创伤后，首先观察生命体征，注意有无窒息、休克等表现。其次观察创伤部位的体征，了解创伤的程度，并进行必要的辅助检查。单纯腹壁损伤的症状与体征一般较轻，多为损伤局部肿胀、疼痛和压痛，有时可见皮下淤血，其程度和范围多随时间推移逐步健全或缩小。腹腔内脏器损伤如为单纯挫伤，病情多不严重。如为破裂，则常出现明显的临床表现，这些表现因受伤器官性质的不同而异。一般来说，实质性脏器的损伤以腹腔内或腹膜后出血表现为主，严重者很快发生休克，如肝、脾破裂等。空腔脏器损伤则以腹膜炎或腹部感染表现为主，如胃肠道损伤等。当然，两类脏器损伤可以同时存在，两种表现也可同时出现。通过B超、腹腔穿刺和腹腔诊断灌洗可以很快了解受伤脏器的部位和病情的严重程度，以便采取相应的治疗措施。

3.了解产科情况　孕妇发生创伤后，应尽快明确是否有产科的异常情况。应详细询问产科病史，仔细做产科检查，了解胎心率和胎儿情况，以便和其他科室的医师一起诊治患者。妊娠合并创伤产科情况主要有子宫破裂、胎盘早剥、胎儿损伤或异常。创伤发生在妊娠早期时应注意流产，发生在妊娠晚期时应注意早产。腹部严重创伤，约有1/3发生胎盘早剥，剥离面在50%以上者，常引起胎儿死亡。胎儿损伤主要是颅内骨折，可致颅内出血导致胎儿死亡。

妊娠期的子宫破裂，多因车祸、跌伤、挤压伤引起。一般创伤多发生在子宫体部，这可能是因为子宫下段前方有膀胱做缓冲，而较少发生创伤的缘故。受创伤后，子宫破裂可上延至子宫中段，下延至宫颈及阴道穹隆，甚至左右延至子宫侧壁的子宫血管上行支。孕妇可出现休克症状，胎儿也会由于内出血、缺氧而导致死亡，使胎心减慢至消失。

胎盘早剥多发生在减速性创伤，如车祸、摔伤，轻者只在B超检查时发现有少量胎盘后血肿，临床无其他症状；当胎盘剥离面大于50%时，血液刺激子宫壁引起持续性收缩，使伤者有持续性腹痛，伴阵发性加剧和辗转不安。若胎盘附着在子宫前壁或侧壁，则有子宫紧张度加重，且有明显压痛点；若胎盘附着于子宫后壁，其子宫紧张度先较轻，且无明显压痛点；随着病情加重，子宫的紧张度和压痛逐渐加重和明显，最后全子宫如板样强直，满腹有压痛和反跳痛，使胎体触摸不清，孕妇常伴失血性休克，其严重程度取决于胎盘剥离面积的大小。约有90%的胎盘早剥有不同程度的阴道出血，但其阴道出血量常与休克程度不一致。如果阴道流出的血液无血块时，应警惕早剥后的局部组织缺氧坏死，产生大量促凝物质所引起的凝血功能障碍——DIC的发生。它不但可以加重孕妇的休克，若不及时有效地治疗，还能使伤者发生肾功能或其他脏器功能衰竭而死亡。因胎盘的剥离直接影响到胎儿血液和氧气的供应，所以胎盘早剥的围产儿病死率可高达50%～80%。

4.相关辅助检查　辅助检查对诊断有重要的帮助意义，但是应选择必需的项目，以免增加患者的痛苦和浪费时间、人力和物力。因为孕期创伤可以是多系统的损伤，必要时应请相关科室人员共同参与诊治。血常规可以提示贫血、血液浓缩和感染情况，尿常规可以提示泌尿系统损伤及尿糖情况。血气分析可以发现低氧血症和酸碱平衡失调，血尿素氮、肌酐可提示氮质血症，血清胆红素及转氨酶等可提示肝功能异常。

胸腔穿刺可以证实血胸和气胸，腹腔穿刺可以证实内脏破裂、出血。中心静脉压测定可了解失血、补液及心功能状况。X线片或透视可证实骨折、气胸、血胸、空腔脏器损伤造成的气腹。CT检查可以辅助诊断颅脑损伤或腹部实质性脏器的损伤。B超检查可以发现胸腹腔的积血和肝脾破裂等。B超在产科领域应用最广，对确定有无胎盘早剥、估计剥离面大小、胎儿宫内状况有重要作用。

【经验】

1.妊娠合并创伤的孕妇，入院后应及时就地诊治，减少搬动次数，这对于救治的成功率有一定的影响。尤其是对严重创伤的孕妇，如颅脑损伤、失血性休克的患者，过多搬动会加重病情，延误救治时间。同时，发现危重情况如窒息、大出血等，必须立即抢救，不应单纯为检查而耽误抢救时机，检查步骤应尽量简捷，询问病史和体格检查可以同时进行。重视症状明显的部位，同时应仔细寻找比较隐蔽的损伤部位，如脾破裂早期症状可能被掩盖，但后果可以很严重。检查患者时不可忽视不出声的患者，而这些患者往往都是病情严重的患者。

2.妊娠合并创伤增加了腹部创伤的诊断难度。在盆腹部外伤时，增大的妊娠子宫首当其冲，保护了腹内其他脏器免受直接伤害。但需要注意的是，这些脏器一旦受到伤害，增大的妊娠子宫也可掩盖这些脏器伤后的症状和体征，由于妊娠子宫压迫脏器，使孕妇能耐受创伤后的剧痛，也不至于造成感染扩散，因此腹部外伤后，临床体征出现较晚，易贻误诊治。此外，妊娠晚期孕妇的血压数值不能代表有效循环血量。孕妇在急性失血少于10%～20%，缓慢失血少于30%～50%时，仍能维持稳定的生命体征即足够的循环量与灌流量，这种代偿作用部分靠子宫动脉的收缩，以牺牲胎儿为代价。有数据表明，在创伤应激阶段，尽管母体血压迅速增高，超过应激前的水平，但仍能使子宫血流量减少，甚至可能危及胎儿生命。在创伤失血情况下，子宫血流量可减少46%，以保证重要器官的血液供应，当减少10%～20%时，就可危及胎儿生命。当孕妇红细胞比容为28%时，胎儿在宫内几乎处于失血状态。说明对孕妇的伤情观察，不能完全替代对胎儿情况的观察。一般地说，孕妇情况不好，反过来也说明孕妇的伤情较重，只是未在症状与体征上完全表现出来。故应重视孕妇创伤后休克的早期诊断，在观察过程中还应严密监视胎儿状况。

3.在诊治过程中，一定要有全局观念，如有不明之处，应及时请有关专业医师会诊，以减少漏诊或误诊。合并有妇产科以外系统损伤时，特别是有复合伤时，应请有关专业医师参与诊治与手术，提高诊治的正确性与手术的规范性。

4.诊断性腹腔穿刺术及腹腔灌洗术，对早期诊断内出血或膈下无游离气体的胃肠破裂很有价值，对昏迷患者更是必要。尤其是腹腔灌洗术，由于妊娠中、晚期的子宫不但占据了大部分的下腹腔，而且还能掩盖腹腔的大出血，使内出血的特征无法显示出来，此时只有用其代替腹腔穿刺术，进行辅助诊断。腹腔灌洗术操作简单，诊断正确率为96%～100%。阳性诊断标准如下：

（1）灌洗液含有肉眼可见的血液、胆汁、胃肠内容物、尿液、羊水。

（2）显微镜下红细胞计数超过$100 \times 10^9$/L，或白细胞计数超过$0.5 \times 10^9$/L。

（3）淀粉酶超过100索氏单位。

（4）灌洗液发现细菌。

Seufert（1986年）采用文字试验判断腹腔内出血，如果报纸放在收集试管对面不能读出数字为阳性（每升液体混有血液25mL以上）；如果能勉强读出来则是弱阳性（每升液体混有血液0.5～1.5mL）。弱阳性多见于肝、脾、肠系膜表浅伤。诊断不明时，灌洗导管可以保留以便再次灌洗，动态观察病情变化。

【治疗】

严重创伤多有致命的脏器和系统损伤，受伤孕妇常处于垂危状态，母儿的存活与否，常取决于能否在短时间内获得有效的救治。创伤后的处理以维持孕妇状况稳定最为重要，亦是保证胎儿生存的重要前提。主要包括以下3个方面。

1.复苏

（1）基本措施“ABC”：保持呼吸道通畅、保证患者的呼吸和换气、开放2条输液通道。

（2）进行胸外心脏按压，同时嘱助手将子宫持续推向左侧，目的是保证回心血量。

（3）快速扩容，严重者输全血、浓缩红细胞或血浆；如经快速补液和输血后，血压仍未得到纠正，则可应用升压药。所有周围性升压药虽能恢复母体的平均动脉压，但它们可使子宫血流进一步下降：而中枢性升压药如麻黄素可同时恢复母体和子宫血流，故应优先选用。严重病例应监测中心静脉压，以指导补液量，并可了解心脏功能。

（4）放置胃管，排空胃液，防止误吸，并留置导尿，记录每小时出入量，注意观察胃液与尿液的颜色。

（5）快速止血，如明确有大量出血，应在积极补液、输血、抗休克的同时，果断进行手术止血。

（6）持续或定时监测胎心。

（7）在心肺复苏成功后，如病情允许，继续进行其他处理。如有肢体骨折应予以制动固定，如疑有膀胱破裂，可行膀胱造影或测漏试验等。

（8）静脉滴注抗生素预防感染。

以上各步常应根据患者的具体情况而有所侧重。有心律失常者，应以纠正心律失常为主；有失血性休克者，应在积极抗休克的同时，及时进行手术止血，否则达不到预期效果。

2.腹部创伤的处理

（1）如有腹腔脏器损伤应毫不迟疑地进行剖腹探查；如一时尚难明确诊断，可行短时间观察；当诊断确实发生困难，又不能除外腹腔脏器损伤时，亦应及时果断手术。因为对母儿来说，手术探查的危险性要比延误治疗小得多。

（2）妊娠合并创伤的剖腹探查指征：①腹腔穿刺、腹腔灌洗流出液阳性。②有持续性剧烈腹痛、腹式呼吸变浅或消失、肠鸣音减少或消失，腹部检查有明显的腹膜炎征象者。③腹痛持续性加剧，伴反复恶心、呕吐，尤其是有鲜血或咖啡色呕吐物，提示有消化道损伤者。④移动体位或做深呼吸时，有腹痛加剧，并有膈下游离气体征，疑有肝、脾、胆、胃或十二指肠损伤者。⑤区域性腹痛涉及腰背部，腹膜炎症不明显，但腹胀明显，疑为肾、输尿管损伤者。⑥下腹痛并向两侧放散，伴肉眼血尿，疑为膀胱损伤者。⑦有便血或直肠指诊指套血染，疑为直肠、乙状结肠损伤者。⑧伤后6h内白细胞增高达到＞（15～20）$\times 10^9$/L，并有血红蛋白量持续下降者。⑨伤者呈休克状态，经积极治疗血压仍不上升，或血压一度上升后随之又下降者。⑩疑有腹腔内实质性脏器，包括妊娠子宫破裂和胎盘早剥，须立即剖腹探查者。

（3）手术处理的原则：先止血后修补，先重后轻；探查应先实质后空腔，自上而下，全面而又有重点。即在处理过程中，如有出血性创伤应先行止血，而后处理或修补穿破性创伤；对于穿破性创伤，应先处理污染重的创伤（如肠破裂），后处理污染轻的创伤；在对创伤进行初步处理后或在未明确找到受损部位时，应有步骤地对腹腔脏器进行探查，一般应先探查肝、脾等实质性脏器，而后依次探查胃、十二指肠第1段、小肠与大肠及其系膜，最后切开网膜囊探查胰腺与胃后壁。如有必要还应切开后腹膜探查十二指肠第2、3、4段，以及肾、输尿管等。探查既要全面，又要有重点、有目的地进行，防止满足于某一脏器损伤的发现，而遗漏其他脏器或部位的损伤。

（4）妊娠合并腹部创伤急诊手术者，多数病情严重，尤其有重度休克、循环和呼吸功能受到严重影响，更加重了生命的威胁，患者对手术的耐受性差。因此，处理应迅速、简单、安全，对某些脏器损伤如脾、肾的手术方法，若破裂严重，修补费时，止血亦不可靠，只要对机体没有极大影响，为抢救生命应果断切除。

（5）骨盆骨折如伴有膀胱破裂，病情严重，需尽早手术处理。方法采用膀胱修补与腹膜外膀胱造瘘，并引流膀胱周围间隙。膀胱造瘘管至少放10d。输尿管损伤少见，可行修补术。

（6）腹膜后血肿的止血困难，容易危及母体生命。如血肿不增大（稳定型），先不用处理。如血肿不断增大（扩展型）或具有搏动性（搏动型），则需要根据血肿的类型与部位做相应处理。如疑有腹主动脉损伤，则应在膈下主动脉裂孔处阻断腹主动脉后，再切开血肿探查，修补裂口。肾周围血肿如为搏动性，有严重休克和大量血尿或尿外渗者，应切开探查，酌情处理。大量环绕盆部肌肉的静脉丛出血难以控制时，可用纱布紧密填塞止血，术后分次取出。

3.产科处理

（1）妊娠早、中期者，胎儿的处理以保守治疗为主，即使保守治疗失败发生流产或早产，对母体也无严重的影响。妊娠晚期者，因胎儿分娩后存活的可能性增大，尤其是妊娠34周后，当母亲与胎儿情况均好，腹部与胎儿监测无阳性发现时，可继续妊娠，待其自然分娩。当母亲有明显创伤，可影响继续妊娠或胎儿有创伤时，可考虑剖宫产或引产。

（2）剖宫产指征：①胎儿窘迫，伤情或低氧血症的危害超过早产儿并发症时；②子宫破裂；③妊娠子宫明显影响外科操作；④创伤后及治疗中可预料的母亲死亡。

一般来讲，剖腹探查及死胎不是剖宫产的指征。但是胎儿（活胎或死胎）不能从阴道分娩如严重的骨盆骨折时，可在剖腹探查的同时或择期行剖宫产。死胎一般在母亲病情稳定后引产。胎盘早剥的并发症多，一旦确诊，应立即终止妊娠，酌情行阴道分娩或剖宫产。小的子宫穿孔可行修补术。子宫破裂时，在剖腹取胎娩出胎儿胎盘后，酌情行修补或子宫切除，对无子女者，尽量保存生育能力。子宫切除仅用于子宫创伤严重而不能行修补者、大出血不能控制或控制后再出血者，增大的子宫严重影响到必须进行的外科操作者。

4.其他创伤的处理

（1）头部创伤的处理：基本上与非孕期相同。轻型者，即无骨折、昏迷或意识障碍，只需清理缝合头皮伤口，胎儿监护情况良好，可待其自然分娩；重型者，即有颅骨内陷、脑脊液外流、神志不清、神经反射异常，须与脑外科共同处理。必要时迅速剖宫产娩出胎儿，对母儿的复苏均可有利。

（2）胸部创伤的处理：孕期的胸部创伤，其处理与非孕期基本相同，均对有无大量血胸、张力性气胸、失血性休克、心脏压塞、肋骨胸骨骨折或横膈创伤做不同处理。对产科处理，一般胸部轻伤或无腹腔、盆腔合并伤，对妊娠影响不大者，除需注意胎心的变化，必要时给予镇静止痛剂与吸氧外，无须产科其他特殊处理。重伤者，亦以孕妇的安全为主。为抢救孕妇，须增加孕妇的回心血量以利复苏时，也可做剖宫产。

（3）烧灼伤的处理：应在条件较好的烧伤病房处理。烧伤面积≥50%的孕妇，由于烧伤休克期的孕妇循环血量明显下降，胎盘血流灌注量亦随之减少，胎儿因缺血缺氧而宫内窘迫的危险大增，若此时孕妇的回心血量增加，从而提高心排量，对孕妇休克的纠正，尤其是对有心跳、呼吸骤停的抢救，提供有利的条件，也是防止胎儿窘迫而胎死宫内及烧伤的治疗对胎儿的不良影响的重要措施。至于烧伤的其他治疗，一如非孕期。但因外阴、会阴的烧伤创面易被大小便污染，容易发生感染，两侧大、小阴唇易发生粘连，故有临产先兆或有产科指征须娩出胎儿时，均须剖宫产分娩。

（4）犬咬伤的处理：主要是及时处理咬伤伤口，处理方法原则上与一般创伤相同。注意注射狂犬病毒血清。

## 第五节　妊娠合并急腹痛

【概述】

急腹痛是指以急性腹痛为突出指征的腹部疾病，其特点为起病急、变化快，病情大多严重。在妊娠期其症状可因增大的子宫而改变，使症状复杂化。且孕妇不但有产科所特发的急性腹痛症状，还可合并许多内、外科疾病。所以，妊娠合并急腹痛包括的范围相当广泛和复杂，故处理时必须慎重。根据腹部症状区别妊娠期急腹痛的病变部位与性质甚为重要。

【诊断步骤】

1.了解发病过程及伴随症状　首先应详细询问病史、确定孕周，了解既往相关病史、有无发病的诱因及腹痛的伴随症状，这对于诊断妊娠合并腹痛十分重要。

（1）产科因素引起的急腹痛：

1）早产、胎盘早剥一般发生在孕晚期，可有妊高征、外伤等病史，有时可伴有阴道流血或流液。

2）异位妊娠破裂多有停经史及阴道流血，腹腔内出血过多可以出现休克症状。

3）子宫破裂发生于孕晚期和分娩期，往往有子宫损伤和手术史，或受到外来暴力冲击，导致分娩发生梗阻性难产，或分娩时粗暴地助产。常伴胎儿死亡。

4）急性羊水过多孕妇半数以上患有重要疾病，如糖尿病、妊高征、贫血、肾功能不全、母儿血型不合等疾病，且有22%～43%的胎儿为畸形儿，其中半数为神经管缺陷儿。

（2）非产科因素引起的急腹痛在妊娠各期都可发病。

1）子宫肌瘤红色变性、子宫浆膜下肌瘤扭转、卵巢囊肿扭转和破裂，可有相应的子宫和卵巢病史，可触及病变包块。

2）妊娠子宫急性扭转：一般发生在经产妇，因为多次妊娠及分娩易导致韧带松弛，有先天性子宫畸形的妇女也可发生子宫急性扭转。

3）胃、十二指肠溃疡：穿孔患者有胃、十二指肠溃疡史，往往发生在妊娠晚期，发展为细菌性腹膜炎时，有寒战、发热、心动过速、腹胀和脓毒血症。

4）自发性肝脾破裂：常发生在妊娠晚期、产程中或产后早期，肝破裂常与重度妊高征有关，脾破裂可有脾大病史。有外伤史者也可导致肝脾破裂。

5）肠梗阻：患者有孕期便秘，过去有腹部手术史或腹膜炎后肠粘连史，多发生于妊娠中、晚期。

6）腹腔脏器的急性炎症：可引起消化道症状、发热、寒战；胰腺炎、胆囊炎与饮食有关胆管系统病变可致阻塞性黄疸等。

2.了解腹痛的部位、性质及程度

（1）产科因素引起的急腹痛，其腹痛部位往往与妊娠的部位有关。

1）异位妊娠：如输卵管妊娠、宫角妊娠、残角子宫妊娠、阔韧带妊娠、卵巢妊娠等破裂，引起的急腹痛性质为突发穿孔型，部位在患侧的妊娠部位，伴腹膜剧烈刺激症状可有全腹压痛，由于内出血可出现不同程度的休克症状。

2）子宫破裂：为突发性腹痛，部位在子宫体部，导致腹腔内出血，子宫轮廓不清。

3）早产时腹痛：表现为子宫体部的阵发性、有规律的疼痛。

4）胎盘早剥：根据胎盘剥离范围的大小，可导致不同程度的腹痛。典型的症状往往是强烈的持续性的腹痛，伴有子宫体板样强直和阴道流血，并有与外出血不成比例的休克，胎儿处于窘迫状态或已死亡。

5）急性羊水过多：由于子宫急剧增大，宫腔压力极高，可导致持续之高张性腹痛，患者感觉似子宫裂开样。如果羊水增多速度缓慢，腹痛即减轻。

（2）非产科因素引起的急腹痛：其腹痛部位往往与患者部位有关。

1）子宫肌瘤红色变性：在患侧部位可感到不同程度的持续性腹痛，伴有炎性体征。浆膜下肌瘤扭转、卵巢囊肿扭转和破裂腹痛常为突发性绞窄性疼痛、阵发性加剧，腹部可有压痛、反跳痛和肌紧张等炎性刺激症状。

2）妊娠子宫急性扭转：腹痛为急性绞窄型，可导致疼痛性休克。

3）急性阑尾炎：转移性腹痛，早期表现为上腹部或脐周疼痛，经过几小时或几十小时后，腹痛转移至右下腹。妊娠中晚期阑尾的压痛点位置有所改变，较未孕时高，且偏向外侧。

4）急性胆囊炎和胆石症：右上腹肋缘下疼痛，呈持续性、阵发性加剧的绞痛，有明显的肌紧张和腹壁压痛，疼痛可向右前胸、右肩及肩胛下角放射，墨菲征阳性。

5）急性胰腺炎：各期妊娠均可发病且以晚期妊娠多见。腹痛一般表现为突发上腹部偏左方或右方剧烈疼痛，呈持续性可阵发性加剧。疼痛可放射至背部或两侧腰部，继之可扩展全腹。

6）肾结石、输尿管结石：患侧腰部典型绞痛，疼痛可向患侧下腹、腹股沟、大腿内侧放射。

7）胃、十二指肠溃疡穿孔：突发性上腹剑突下疼痛，迅速波及全腹（化学性腹膜炎），疼痛向单侧或双侧肩部放射。

8）肠梗阻：脐周或满腹阵发性绞痛，伴腹胀，无排气排便，并有呕吐。根据呕吐的早晚与呕吐的性质可判定梗阻部位的高低。腹部可见肠型，有气过水声，肠鸣音亢进。

9）肝脾破裂：肝破裂腹痛部位在右上腹，呈持续性胀痛并逐渐加重，改换体位可加剧，右上腹压痛明显，拒按、有反跳痛及移动性浊音，血压则随腹痛的加剧而下降，子宫轮廓不清。脾破裂时腹痛为突发性的左上腹撕裂样痛，可自然好转片刻，后转为持续性胀痛。左上腹压痛明显，有腹膜刺激症状，移动性浊音阳性。改变体位可使腹痛加剧，半数以上可出现失血性休克。

3.通过实验室、妇产科及影像学检查进一步明确诊断

（1）血常规可反映有无失血、感染，血清淀粉酶＞500苏氏单位提示急性胰腺炎。急腹痛中如急性胆囊炎、消化性溃疡穿孔、绞窄性肠梗阻等虽然血中淀粉酶也升高，但一般＜300苏氏单位。

（2）妇产科检查异位妊娠、胎盘早剥，子宫破裂有诊断意义。先兆破裂时宫缩加强，下腹拒按，排尿困难可出现血尿。腹部检查可发现有不断上升的病理缩腹环，胎心音不规则或听不清。阴道检查多胎儿先露不正，宫颈水肿，宫缩时先露部不下降。

（3）B超检查对鉴别某些腹部疾病如卵巢囊肿、异位妊娠、输尿管结石、肾盂肾

炎、盲肠憩室可提供图像诊断依据。腹部立位X线片可对消化道穿孔、泌尿道结石提供诊断依据。

【经验】

1.妊娠合并急腹痛包括的范围相当广泛和复杂，常可以根据腹痛起病的急缓，分为突发性与渐进性两大类。

（1）突发性腹痛提示：①腹腔内空腔脏器急性穿孔或破裂，如妊娠子宫破裂，输卵管妊娠破裂，胃、十二指肠穿孔等。②实质性脏器破裂或肿瘤蒂扭转，如妊娠合并肝脾破裂、卵巢囊肿扭转、卵巢妊娠破裂、子宫浆膜下肌瘤带蒂扭转等。

（2）渐进性腹痛发作缓慢，初为隐痛，逐渐加重，数小时达高峰。提示：①腹腔内有炎性病变，如妊娠合并阑尾炎。②腹腔脏器梗阻，如妊娠合并肠梗阻，或输尿管结石梗阻。

（3）人工流产术后宫颈粘连所致的宫腔积血、葡萄胎的宫腔积血，或急性羊水过多等。

2.根据腹痛的性质还可以大致了解基本的特征。单纯性炎症多为隐痛或钝痛；化脓性炎症为阵发性剧痛和胀痛；坏疽呈持续性剧烈疼痛；梗阻引起的疼痛为绞痛，腹胀明显；继发性腹膜炎者，腹痛部位扩散，呈持续性加剧。

3.妊娠合并急腹痛在排除妇产科疾病后，应及时请相关科室会诊，共同制定诊疗措施，使孕妇能及时得到救治，确保母婴安全。

4.需要特别提出的是，在妊娠合并外科急腹痛中，急性阑尾炎最多见。而妊娠合并急性阑尾炎由于症状和体征不典型，常常导致误诊，拖延了诊治的时间，引起一系列的严重并发症，给母婴安全带来了危害。随妊娠子宫的增大，阑尾位置改变，盲肠由右髂窝上升到肝系肋区，使阑尾向上、向外、向后移位，呈逆时针方向旋转。增大的子宫将腹膜撑开，阑尾位置相对较深，故压痛部位不典型，肌紧张不明显。妊娠后期，盆腔脏器充血，阑尾一旦充血炎症则病变发展迅速。且增大的子宫常将大网膜向上推移，故在阑尾穿孔后不易包裹和局限而易引起弥漫性腹膜炎。因此，诊断时应充分考虑到妊娠后期阑尾位置的改变，而且一经确诊，在给予大剂量广谱抗生素的同时，为防止炎症扩散，应尽快行手术治疗。

【治疗】

1.产科因素引起的急腹痛

（1）异位妊娠、子宫破裂一经确诊，应立即手术治疗。

（2）早产、胎盘早剥的治疗参照有关章节。

（3）急性羊水过多引起的急腹痛，如果胎儿未成熟，可经腹羊膜腔穿刺，放出部分羊水以缓解症状，避免发生胎盘早剥或羊水栓塞等并发症。放羊水时应控制羊水流出的速度，一般宜每小时500 mL缓慢流出，一次放羊水不超过1500 mL。放羊水后，腹部放置沙袋或加腹带包扎以防止休克。

2.非产科因素引起的急腹痛

（1）妊娠合并妇科因素引起的急腹症：

1）子宫肌瘤红色变性：治疗原则是采用休息、抑制宫缩、抗炎等保守治疗，绝大多数可以缓解。因为妊娠期子宫血运丰富，手术剔除肌瘤易出血，易导致流产或早产，而且子宫充血变软，边界不清，往往达不到预期的手术范围，如不影响妊娠，不必急于手术。浆膜下子宫肌瘤蒂扭转合并妊娠较少见，一旦确诊，应立即手术摘除肌瘤。术后给予安胎和抗生素治疗，预防早产和感染。

2）卵巢囊肿蒂扭转、破裂，应及时行手术治疗。

3）妊娠子宫急性扭转，原则上应行手术切除。如扭转时间不长，复位固定，可保留子宫。

（2）妊娠合并外科因素与其急腹症

1）妊娠合并急性阑尾炎，一旦诊断，应立即手术。对高度怀疑急性阑尾炎的孕妇，也有剖腹探查的指征，其目的是避免病情的迅速发展，一旦并发阑尾穿孔和弥漫性腹膜炎，对母婴均会引起严重的后果。早期采取麦氏切口，中晚期妊娠采取右腹直肌旁切口为宜。阑尾穿孔应切除阑尾；如阑尾坏死形成脓肿，则应腹腔引流。除非有产科指征，原则上仅处理阑尾而不同时做剖宫产。妊娠末期如已发展成腹膜炎或腹腔脓肿时，最后先行腹膜外剖宫产后再开腹行阑尾切除。

2）急性胆囊炎、胆石症主张非手术疗法，饮食控制加抗感染、解痉镇痛等治疗。经保守治疗病情恶化，或并发胆囊积脓、胆囊穿孔及弥漫性腹膜炎时，应尽快手术治疗。妊娠早、中期可行腹腔镜切除胆囊，对母儿较安全，对妊娠无明显不良影响。妊娠晚期手术时，应行术式简单的胆囊造瘘，保持引流通畅。

3）急性胰腺炎：水肿型胰腺炎一般主张采用非手术疗法，大多数病例经合理的非手术治疗，如禁食、胃肠减压、补液、抗休克和抗感染等治疗，病情可以停止发展趋于痊愈；对急性出血坏死型胰腺炎，则主张紧急手术治疗，争取在48～72h内手术。治疗期间，应给予安胎治疗，密切观察产科情况。

4）妊娠期肠梗阻的治疗原则是纠正肠梗阻引起的全身生理紊乱、手术解除梗阻和产科处理。在纠正肠梗阻引起的生理紊乱中，主要是纠正水、电解质和酸碱平衡失调，禁食和胃肠减压，使用抗生素防止感染。同时，妊娠期肠梗阻一般主张积极手术治疗，以免延误病情而影响母儿安全。手术方法的选择应根据梗阻的病因、性质、部位及患者全身情况而定。产科处理中，孕早期肠梗阻经治疗好转，梗阻解除，可继续妊娠；施行梗阻手术的病例，如病情严重，不宜继续妊娠，可择期人工流产。孕中期合并肠梗阻，如无产科指征，不必采取引产手术终止妊娠，但可有部分患者发生自然流产。孕晚期往往由于胀大的子宫影响肠梗阻手术的进行，应先行剖宫产术，多数可以得到活婴。

5）妊娠期消化道溃疡并发穿孔的病死率很高，主要原因是症状体征不典型使确诊困难。腹膜刺激征不明显，特别是产后，腹肌松弛，穿孔症状常可误以为妊娠本身所致。因此，治疗原则是以手术治疗为主，闭合穿孔、消除腹腔感染和修复溃疡。在妊娠晚期因消化道溃疡穿孔需行胃手术时，要考虑剖宫产，其目的是剖宫产术后为胃手术提供充分的上腹部手术野，同时可预防胃手术困难引起孕妇低血氧而致胎儿死亡。

6）肾结石、输尿管结石的处理原则为解痉、镇痛、抗炎等保守疗法，一般可以缓解症状，不需手术治疗，产科管理与正常孕妇相同。其他治疗如取石、震石须待妊娠终止后进行。

7）妊娠合并肝脾破裂的治疗原则：明确诊断后，首先静脉补液及输新鲜血，待病情稳定或血压稳定后急诊手术，若经输液输血无效或病情反而恶化，则应及时手术抢救。产科处理视病情轻重、妊娠周数、胎儿是否存活等情况，考虑是否同时行剖宫产术或引产以终止妊娠。

## 第六节　妊娠合并阴道排液

【概述】

妊娠合并阴道排液是指妊娠后不自主阴道流出液体。最常见的原因是胎膜早破，所谓胎膜早破是指发生于产程正式开始前的胎膜破裂，是早产及新生儿死亡的常见原因之一，特别是易发生少见但需紧急处理的脐带脱垂；而且对母体易导致严重感染、难产发生率增加，产科出血，羊水栓塞等并发症。另外，阴道、宫颈、子宫病变以及罕见的输卵管癌、尿失禁也应在考虑之列。

【诊断步骤】

1.询问病史并做相应的体格检查和辅助检查　询问患者既往有无生殖道感染病史，由于妊娠期存在于阴道内的致病菌及机会致病菌在某些条件下细菌量增加或局部抵抗力下降，宫颈中溶菌酶活性下降，易发生胎膜炎而使胎膜早破；另外，宫腔内压力异常增高如羊水过多、双胎妊娠以及前羊膜囊受压不均匀如胎位不正等，都易导致胎膜早破。进一步阴道检查，消毒外阴后以灭菌窥器扩开阴道，未见阴道宫颈器质性病变而见后穹隆有液池，或见到有液体自宫口流出，特别是在其中看到胎脂样物基本可确诊，进一步酸碱度测定pH值＞6.5。

2.阴道排液pH值＞6.5，进一步镜下检查并行AFP法和胎儿纤维结合素（fFN）测定　对于pH值＞6.5的阴道排液已高度怀疑胎膜早破，但由于血液、精液也为偏碱性，所以还需进一步检查以最后确诊。直接涂片或涂片干燥后镜下观察见羊齿状结晶即为羊水；吸出的阴道液，经用0.5%尼罗蓝染色，在显微镜下找到毳毛橘黄细胞可证实为羊水；若进一步测定阴道排液中AFP以及fFN，其在羊水中浓度远较母血、母尿及阴道分泌物为高，以此作为羊水标志物确诊胎膜早破在国外已得到广泛应用。动态B超观察羊水指数下降也有助于确诊。

3.对于除外胎膜早破的阴道排液需进一步扩展思路　对于相关检查已除外胎膜早破的患者，不妨消毒外阴后再做一次详尽的妇科检查，排液伴有异味或出血往往是阴道或宫颈的病变，伴有腹痛往往是子宫或盆腔的病变。阴道分泌物找到相应的病原菌可确定阴道排液是否由阴道炎引起；宫颈防癌涂片可初步发现病变，进一步阴道镜下活检则可确诊；B超检查则可提示宫颈、子宫或盆腔的占位性病变；排液有尿味的应该进一步做尿道超声学以及泌尿系造影，以确定是否存在泌尿生殖道瘘或尿失禁。

【经验】

1.由于胎膜早破和母体生殖道感染有很大关系，还和母体微量元素铜、锌缺乏以及维生素C缺乏等因素有关，所以孕前产前给予相应诊治，预防其发生显得尤其重要。

2.对早产胎膜早破是否用抗生素预防感染曾是争论焦点之一，在具体实践中大多数学者主张预防性应用抗生素；对胎膜早破患者的促胎肺成熟也是一个有争论的问题，因为胎膜早破本身可以促使胎儿体内皮质激素升高，促使胎肺成熟，近年来，多位学者经验总结表明，使用糖皮质激素在不增加感染的基础上，确实降低了新生儿RDS的发生率，所以应该肯定糖皮质激素在早产胎膜早破中的作用，以地塞米松10mg静脉注射连续3d，必要时再重复一次。一般不主张多疗程用法，因为有证据显示，多疗程应用糖皮质激素有可能对胎儿造成不良影响。

3.在胎膜早破患者期待疗法过程中，及时了解羊水抑菌活性有临床实际意义，方法为测定羊水微量元素P与Zn的比值，若小于100则有杀菌活性；位于100～200之间有抑菌活性；大于200则无抑菌活性。同时应注意，一旦母体体温＞37.5℃，白细胞数＞$15\times10^9$/L；阴道分泌物呈脓性或有臭味；羊水、血或分泌物培养有细菌生长；C反应蛋白显著升高等，应考虑感染发生并果断采取相应措施。

4.由于妊娠合并阴道排液大多数都是由于胎膜早破所致，这样往往禁锢了我们的思路。在妊娠期还应该考虑到生殖道疾患，特别是恶性病变的可能。由于输卵管癌好发于年龄较大的妇女，且有不孕不育史，与输卵管炎有一定关系，所以妊娠合并此病极为罕见。泌尿生殖道瘘或尿失禁根据病史或相应检查应该不难确诊。

【治疗】

1.胎膜早破的处理：

（1）妊娠≥36周：观察6～12h，如未临产给予引产，观察时间不宜超过24h，这样可减少由于感染所致的母婴并发症。

（2）妊娠33～35周：在保持外阴清洁的情况下待其自然临产，如无感染征象可等待至36周以后，期待过程中常规应用抗生素。

（3）妊娠28～32周：应根据医疗条件力争给予治疗，尽量维持妊娠至33周或以上分娩，具体治疗方法包括抑制宫缩促胎肺成熟等（治疗详见早产章节），期待过程中常规应用抗生素。

（4）妊娠＜28周：围产儿存活率低，需尽快终止妊娠。

（5）脐带脱垂：一经确诊立即使孕妇取臀高位或膝胸卧位，监测胎心，如胎儿存活则立即行剖宫产术，其间应同时注意解除脐带受压、恢复血液循环，应用子宫松弛剂抑制宫缩使子宫血管扩张；如胎心音消失，脐带搏动停止，可待其自然分娩。

（6）早产胎膜早破：终止妊娠方式选择与单纯早产情况相同，原则上，无胎位不正、胎儿生长迟缓、胎儿窘迫等其他因素者，可以考虑阴道分娩。

2.确诊为生殖道良性病变，应遵循以下处理原则：

（1）做相应对症治疗。

（2）尽量等待此次妊娠结束后再做处理。

（3）若病情需要不得不提前终止妊娠，则应与相关科室共同协作，同时做好新生儿抢救准备。

3.确诊为生殖道恶性病变者，应遵循以下处理原则：

（1）根据患者年龄、孕周、病变分期、分化程度、对生育期盼程度等综合判断。

（2）具体治疗方案应和妇科医生讨论并取得家属同意后再作决定。

4.若为泌尿生殖道疾患则做如下处理：

（1）做相应对症治疗。

（2）尽量等待此次妊娠结束后再做处理。

（3）与泌尿科医生共同努力制定相应的治疗方案。

## 第七节　妊娠合并肺部疾病

【概述】

肺部疾病是较常见的妊娠并发症，可发生于妊娠任何时期，以咳嗽、咳痰、胸痛、喘憋和呼吸困难为表现。当孕妇呼吸功能受到影响时，不能维持适当血氧浓度，可引起胎儿缺氧，严重危及母儿生命。

【诊断步骤】

1.了解病史及症状　了解孕妇有无呼吸系统疾病史。哮喘、支气管扩张、胸廓（脊柱后侧突）畸形等疾病常有既往病史，本次发病与既往类似。询问有无发热、咳嗽、咯痰、喘憋、呼吸困难症状，典型的肺炎有发热、咳嗽、咳痰、胸痛及呼吸困难；结核有低热、盗汗、乏力、咳嗽、胸痛等症状；急性呼吸衰竭常有突发诱因导致肺功能衰竭和突然呼吸困难；肺栓塞在妊娠及产褥期主要见于长期卧床保胎、长期用β受体激动剂或剖宫产后，出现不同程度的咳嗽、胸痛、呼吸困难。

2.体格检查　仔细体格检查，尤其注重肺部的望、触、叩、听。肺炎时触诊有语音震颤、叩诊为浊音、听诊有啰音；有胸膜渗出时，呼吸音减弱、有胸膜摩擦音。哮喘发作时，有明显呼气困难、辅助呼吸肌运动，听诊有弥漫性的哮鸣音；支气管扩张时，肺部听诊有啰音；限制性肺病有胸式呼吸障碍及口唇、面色发绀等缺氧表现。

3.辅助检查 胸部X线检查对于诊断肺部疾病有重要意义。肺炎、肺结核、支气管扩张、胸廓（脊柱后侧突）畸形、肺栓塞等X线表现有疾病特点。

肺功能测定对于哮喘、支气管扩张、胸廓（脊柱后侧突）畸形、肺栓塞的诊断及肺部病变的程度估计十分有用。

动脉血气分析用于诊断急性呼吸衰竭及各种肺部疾病严重时的呼吸衰竭。

全血分析，肺炎有白细胞升高及中性粒细胞分类升高伴有核左移；肺结核患者结核菌素试验阳性。

【经验】

1.心脏病孕妇心力衰竭时，常以胸闷、气急、咳嗽、咳血性痰、呼吸困难等呼吸系统症状为突出表现，在诊断时应注意鉴别。

2.胸部X线检查对于诊断肺部疾病有重要意义，在孕早期，应尽量避免X线检查，以防止放射线对胎儿的不利影响，中晚期妊娠孕妇需做胸部X线检查时，应注意腹部防护。

3.严重肺部疾病呼吸衰竭时常伴酸碱平衡失调和电解质紊乱，肺栓塞时有凝血系统变化，在治疗时应注意纠正。

4.肺部疾病可以使得孕妇不同程度缺氧，导致胎儿窘迫，在诊治时应加强胎儿监护。

【治疗】

1.给氧。

2.改善通气，哮喘患者给予氨茶碱解除支气管痉挛，哮喘持续状态时给予糖皮质激素；呼吸衰竭时给予人工辅助呼吸；肺炎、支气管扩张患者给予祛痰、止咳。

3.动脉血气和血氧饱和度监测。

4.正确、及时地使用抗生素，肺炎、支气管扩张、感染性哮喘需抗感染治疗；肺结核须抗结核治疗；其他肺部疾病在治疗中需预防性使用抗生素。

5.对于妊娠中的妇产科因素（如羊水栓塞等）导致急性呼吸衰竭、肺栓塞时，对因治疗。

# 第八节　妊娠合并心脏病

【概述】

妊娠合并心脏病是严重的妊娠并发症，目前在我国的孕产妇死因顺位中高居第二位。对于妊娠合并心脏病的早期诊断和积极的孕期保健，能够有效降低心脏病孕妇的病死率。由于妊娠本身可以出现一系列酷似心脏病的症状和体征，如心悸、气短、水肿、乏力等，妊娠使原有心脏病的某些体征发生变化，增加了心脏病的诊断难度。

【诊断步骤】

1.妊娠合并心脏病的诊断　妊娠前有心脏病的病史或风湿热的病史，出现心功能异常的有关症状，如劳累后呼吸困难、经常夜间端坐呼吸、咯血、运动后胸闷、胸痛等。全面体格检查发现心脏病的体征，如发绀、杵状指，持续颈静脉怒张。心脏听诊有舒张期杂音或粗糙的全收缩期杂音。辅助检查可见心电图有严重的心律失常，如心房颤动、心房扑动、Ⅲ度房室传导阻滞、ST段及T波异常改变等。胸部X线检查或二维超声心动检查显示显著的心界扩大及心脏结构异常。在以上检查的基础上，可以基本判断是否有心脏病，以及心脏病的类型。

2.心脏病心功能分级，妊娠耐受能力的判断

（1）Ⅰ级：一般体力活动不受限制；Ⅱ级：一般体力活动稍受限制，活动后心悸、轻度气短，休息时无症状；Ⅲ级：一般体力活动显著受限制，休息时无不适，轻微日常工作感不适、心悸、呼吸困难，或既往有心力衰竭史；Ⅳ级：不能进行任何活动，休息时仍有心悸、呼吸困难等心力衰竭表现。

（2）心脏病变较轻，心功能Ⅰ～Ⅱ级，既往无心力衰竭史，也无其他并发症，妊娠后经密切监护、适当治疗多能耐受妊娠和分娩。心脏病变较重，心功能Ⅲ级或以上、既往有心力衰竭史、有肺动脉高压、右向左分流型先心病、严重心律失常、活动风湿热、心脏病并发细菌性心内膜炎，孕期极易发生心力衰竭，不宜妊娠。

3.妊娠期早期心力衰竭的诊断　贫血、感染、心律失常、风湿热、甲状腺功能亢进、细菌性心内膜炎、妊高征、过度劳累等因素易诱发心力衰竭，心脏病孕妇出现早期心力衰竭的症状和体征为：轻微活动后即出现胸闷、心悸、气短；休息时心率超过110次/分，呼吸超过20次/分；夜间常因胸闷而坐起呼吸，或到窗口呼吸新鲜空气；肺底部出现少量持续性湿啰音，咳嗽后不消失。

【经验】

1.妊娠合并心脏病以先天性心脏病最多见，风湿性心脏病次之，由于诊断水平的提高，近年发现妊娠期也可发生妊高征心脏病、围生期心脏病、心肌炎、各种心律失常、贫血性心脏病等。二尖瓣脱垂、高血压性心脏病、甲状腺功能亢进性心脏病等在妊娠期较少见。

2.对于有心脏病的育龄妇女，孕前应明确心脏病的类型、程度、心功能状态，并确定能否妊娠。一旦妊娠，即定期进行产前检查。

3.由于妊娠、分娩、产褥期的生理变化，妊娠合并心脏病在孕32周后、分娩期以及产后3d内是发生心力衰竭最危险的时期，临床上应予密切监护。

4.心脏病孕产妇的主要死亡原因是心力衰竭和感染，孕期注意预防感染，在分娩及产后应用广谱抗生素，风湿性心脏病患者，临产开始应使用抗生素，至产后2周。

5.心脏瓣膜置换术后使用抗凝剂的孕妇，在分娩或手术前3d应停用香豆素类抗凝剂，改用肝素，并监测凝血指标。

6.心脏病孕妇若无早期心力衰竭表现，一般不主张预防性应用洋地黄。如有早期心力衰竭，常选用作用和排泄较快的地高辛，不要求达到饱和剂量，以便发生病情变化时能有加大剂量的余地。

【治疗】

1.不宜妊娠的心脏病孕妇，在12周前进行人工流产。

2.妊娠期处理：

（1）产前监测：妊娠20周前每2周行产前检查1次，以后，尤其32周后，1次/周，发现早期心力衰竭征象应住院治疗。孕期经过顺利者，于孕36～38周住院待产。

（2）防止心力衰竭：避免过劳及情绪激动，保证有充分的休息，每日至少睡眠10h。高蛋白质、高维生素、低盐、低脂肪饮食，孕期适当控制体重，整个孕期体重增加不宜超过10kg。治疗各种引起心力衰竭的诱因，预防感染、纠正贫血、治疗心律失常、防止妊高征及其他合并症。

（3）心力衰竭的治疗：强心、利尿、适时终止妊娠。

3.分娩方式：

（1）心功能Ⅰ～Ⅱ级，胎儿不大，胎儿位置正常，宫颈条件良好者，在严密监护下经阴道分娩。

（2）心功能Ⅲ级或以上，胎儿偏大，产道条件不佳者，择期剖宫产。

4.分娩期处理：

（1）第一产程：安慰鼓励产妇，消除紧张情绪。适当应用镇静剂，密切观察生命体征，产程开始即应用抗生素预防感染。

（2）第二产程：助产，缩短第二产程。

（3）第三产程：防止产后出血、防止心力衰竭发生。

5.产褥期处理：

防止心力衰竭发生，预防感染，心功能≥Ⅲ级者不宜哺乳。

## 第九节　妊娠期高血压

【概述】

高血压是指非同多次测血压，收缩压≥140mmHg和（或）舒张压≥90mmHg者。孕妇高血压可伴有或不伴有头晕、头痛、眼花等不适。

【诊断步骤】

1.基础血压及出现高血压的孕周　了解基础血压并与测得的血压相比较，增高达到30/15mmHg或血压达到140/90mmHg及以上，则达到诊断标准。了解出现高血压的孕妇主要是为了将怀疑妊高征的患者筛查出来，对于高血压的孕妇，首先要考虑是否有妊高征，妊高征的临床特点是发生于20周以后，并伴有水肿和蛋白尿。于20周前发生的高血压可有两种情况，一是多胎妊娠或葡萄胎，二是妊娠合并慢性高血压。

2.妊娠20周以后高血压的孕妇有无水肿和蛋白尿　对于孕20周以后出现的高血压患者，首先应该进行体检和尿蛋白检查，了解水肿和尿蛋白程度。妊高征为妊娠20周以后出现高血压、蛋白尿、水肿，严重时出现抽搐、昏迷，甚至母婴死亡。妊高征的诊断包括病情轻重、分类以及有无并发症等：

（1）轻度妊高征：血压≥140/90mmHg且＜150/100mmHg，或较基础血压升高30/15mmHg，可伴有轻微蛋白尿（＜0.5g/24h）和（或）水肿。

（2）中度妊高征：血压≥150/100mmHg且＜160/110mmHg，蛋白尿＋（≥0.5g/24h）和（或）水肿，无自觉症状或有轻度头晕等。

（3）重度妊高征：①先兆子痫：血压≥160/110mmHg，蛋白尿＋＋~＋＋＋＋

（≥5 g/d）和（或）水肿，有头痛、眼花、胸闷等自觉症状。②子痫：在妊高征检查时有抽搐或昏迷。

3.20周以前出现的高血压的检查　对妊娠20周以前出现的高血压，应进行产科检查和体格检查，检查子宫大小与停经时间是否相符，结合B超，可以明确是否有葡萄胎及多胎妊娠。如产科检查提示正常妊娠一般为妊娠合并高血压或其他疾病。

【经验】

1.在测量血压时，若初测血压有升高，需休息1 h后再测，才能正确地反映血压情况，测得血压如不符诊断标准，则以其收缩压或舒张压之高者为标准。

2.对于高血压孕妇，应随时注意有无头痛、眼花、胸闷、恶心等自觉症状，这些症状的出现，表示病情发展已进入先兆子痫阶段，应及时做相应检查与处理。

3.蛋白尿的出现及量的多少，反映肾小动脉痉挛造成肾血管细胞缺氧及其功能受损的程度，应予重视。

4.妊娠后期常有水肿发生，由下腔静脉受增大子宫压迫使血液回流受阻、营养不良性低蛋白血症及贫血引起，水肿的轻重并不一定反映病情的严重程度。但体重于1周内增加≥500 g，应予以重视。

5.重度妊高征可发生妊高征性心脏病、胎盘早剥、肺水肿、脑出血、DIC、产后出血、HELLP综合征等严重并发症，在诊断与处理时应注意识别。

【治疗】

1.妊高征的处理

（1）轻度妊高征：休息、左侧卧位、注意饮食、适当镇静。

（2）中、重度妊高征：解痉、镇静、降压、合理扩容、利尿、适时终止妊娠。

（3）子痫控制抽搐、护理、严密观察病情、子痫控制6～12 h后终止妊娠。

2.妊娠合并高血压的处理　加强孕期监护、治疗并发症、降压、适时终止妊娠。

3.葡萄胎的处理　清宫、随访。

4.多胎妊娠　同妊高征。

# 第十节 妊娠期抽搐

【概述】

抽搐是中枢神经系统功能异常的表现，孕妇发生抽搐时，情况常常比较危急，需先控制抽搐，同时进行诊断，并予以积极处理。孕妇抽搐最常见的原因是妊高征子痫和癫痫，

【诊断步骤】

1.观察抽搐发作的特点 观察抽搐发作的情况是为了将一些假抽搐的症状区分出来。典型的抽搐发作过程突然，眼球固定，瞳孔散大，瞬即头扭向一侧，继而口角及面部肌肉颤动，牙关紧闭，双手紧握，双臂屈曲，全身及四肢肌强直，迅速发生强烈抽动。抽搐时呼吸暂停、面色发绀、神志丧失、呼之不应，约1min后抽搐强度减弱、肌肉松弛、随即深长吸气，发出鼾声而恢复呼吸。抽搐发作前及抽搐发作期间，患者神志丧失，可造成内伤与外伤，发作后不能回忆，一般无定位性神经症状与体征。

而其他类似的假抽搐有：低钙血症、脑血管病变、癔症、晕厥、阿-斯综合征发作、糖尿病酮症酸中毒、毒品戒断等。

2.了解抽搐发作的孕周、病史

（1）妊娠晚期发生抽搐最常见的原因是重度妊高征子痫，妊高征发生于妊娠20周以后，临床表现为高血压、蛋白尿、水肿，严重时出现抽搐、昏迷，甚至孕妇胎儿死亡。重度妊高征时血压可达160/110mmHg以上，尿蛋白＋＋~＋＋＋＋，并有不同程度水肿。

（2）癫痫发作可发生于妊娠的任何时期，孕妇常有既往发作史，失眠、停药多是本次发作的诱因，血压、尿蛋白正常。

3.辅助检查 血糖升高、血电解质紊乱、呼吸中有烂苹果味，为糖尿病酮症酸中毒及代谢紊乱；血钙值低于正常，以手足搐搦为主者，为低钙血症；抽搐伴有颅压增高的症状或定位性神经症状与体征，头颅CT、MRI有特殊表现者为脑血管疾病；心电图检查显示Ⅲ度房室传导阻滞或严重心律不齐，不具有定位性神经体征者，为阿-斯综合征发作；发作常有明显的情绪因素，多有他人在场，症状多样，动作古怪，意识清楚、面色、瞳孔正常，不发生自伤、外伤，发作持续时间长，暗示治疗奏效者，为癔症；晕厥发作常有恐惧等精神因素，多见于体质虚弱及神经血管功能不稳定者，发

作前常有头昏、眼前发黑、心慌、出汗、恶心及胸闷等症状，意识丧失不伴抽搐。

【经验】

1.在抽搐发作过程中易发生种种创伤，如唇舌咬伤、摔伤甚至骨折，昏迷中呕吐可造成窒息或吸入性肺炎，因此在诊治过程中防止受伤十分重要。

2.妊高征子痫发生前可出现头痛、眼花、胸闷、恶心等先兆子痫症状，因此对于重度妊高征先兆子痫者应予以积极处理，以防止子痫发生。

3.子痫多发生于妊娠晚期或临产前，少数发生于分娩过程中，个别可发生于产后24h内，为产后子痫，对于重度妊高征，产后仍应防止子痫发生。

4.妊娠合并癫痫，由于复杂的因素影响，孕期需调整抗癫痫药物的剂量，游离药物浓度的测定对调整药量有指导意义。说服并督促孕妇按医嘱服药，不得随意改动用药方案。

5.长期使用苯巴比妥或苯妥英钠者，可致胎儿、婴儿体内维生素K依赖的凝血因子缺乏，应补充叶酸及维生素D。

【治疗】

1.妊高征子痫的处理

（1）控制抽搐：药物首选硫酸镁，必要时加用镇静药物。

（2）降压：血压过高时，静脉滴注降压药。

（3）降低颅内压：甘露醇快速静脉滴注。

（4）护理：环境安静、监测生命体征、防止受伤、记录液体出入量。

（5）抗生素：预防感染。

（6）终止妊娠：子痫控制6～12h后终止妊娠。

2.癫痫的处理

（1）孕期咨询：病情稳定期可以考虑妊娠。

（2）孕期管理：产科与神经科共同监护，调整抗癫痫药物的使用。

（3）癫痫发作的处理：保持呼吸道通畅，药物控制，加强胎儿监护、保持水、电解质平衡，预防脑水肿。

（4）分娩的处理：可阴道分娩，产程中继续用药。

# 第十一节　妊娠合并慢性肾脏疾病

【概述】

慢性肾脏疾病是由多种病因引起的一组慢性进行性疾病，临床特征为蛋白尿、血尿、水肿、高血压，后期出现贫血及肾功能障碍，慢性肾脏疾病对母胎危害严重。

【诊断步骤】

1.慢性肾脏疾病的诊断　既往有慢性肾脏疾病史，在孕前或妊娠20周前有持续蛋白尿或伴管型尿、尿比重下降，有浮肿、贫血、高血压的肾功能不全者诊断慢性肾脏疾病。妊娠20周以后出现的高血压、蛋白尿、水肿应注意妊高征的鉴别，妊高征多发生于妊娠28周后，往往有由轻到重的发展过程，尿中有蛋白，但多无细胞或颗粒管型。

2.慢性肾脏疾病肾功能的评估

（1）蛋白尿型：仅有蛋白尿、水肿，无高血压，肾功能正常，孕妇发生并发症较少，胎儿预后较好。

（2）高血压型：以蛋白尿和高血压为主要表现，肾功能正常，孕妇在妊娠过程中易发生妊高征，肾功能易受损，围生儿病死率增高。

（3）氮质血症型：有蛋白尿、高血压和明显肾功能损害及氮质血症，对母儿预后极为不利，威胁母儿生命。

3.慢性肾脏疾病能否妊娠　慢性肾脏疾病对妊娠的影响，主要取决于肾损害程度。病情轻，仅有蛋白尿，血清肌酐值＜132.6 μmol/L（1.5mg/dL）者，对母儿影响不大。妊娠期血压升高，对新生儿的不良影响增加。孕妇有氮质血症、血肌酐值＞132.6 μmol/L时，肾功能随着妊娠进展，恶化的概率增高。孕前肌酐值低于265.2 μmol/L时，不宜妊娠，或在早孕时人工终止妊娠。

【经验】

1.妊娠合并慢性肾脏疾病常查不到明确的急性病史，在诊断时，应注意一些潜在肾脏疾病的提示线索，如血尿史、泌尿系统感染史、高血压、糖尿病、痛风或肾病等家族史。

2.尿液分析是诊断泌尿系统疾病最有价值的单项检查，有助于判断病变的部位与性质。由于尿道口与阴道、肛门为邻，尿液极易受到周围的污染，因此应彻底清洗外阴部，收集清洁的中段尿进行尿检或培养。

【治疗】

1.不宜妊娠者　在12周前人工终止。

2.孕期管理

（1）合理营养：食用优质蛋白质、低磷、低盐、多种维生素。

（2）对症治疗：控制血压，适当利尿，纠正贫血、水电解质紊乱及酸碱失衡。

（3）预防感染：选用无肾脏毒性的抗生素。

（4）改善肾功能：妊娠期给予丹参葡萄胎静脉补液。

3.加强围生期监护

（1）妊娠32周前，每2周检查1次，以后每周产科检查和尿检。

（2）每月测定24h尿蛋白定量、血尿素氮、肌酐、电解质及血浆蛋白，了解病情的程度和变化。

（3）密切监测胎儿、胎盘功能、胎儿生长发育情况及胎儿成熟度。

（4）预防并发症，避免使用影响肾功能的药物。

4.适时终止妊娠

（1）肾功能正常或轻度受损者可足月分娩，但不宜超过40周。

（2）肾功能恶化、蛋白尿或高血压持续加重；胎盘功能明显减退、胎儿窘迫、估计胎儿已能存活者；既往有死胎、死产史，经促胎儿肺成熟者，在36周后终止妊娠，以剖宫产为宜。

## 第十二节　妊娠糖尿病

【概述】

妊娠糖尿病是指妊娠期首次发现或发生的糖代谢异常。妊娠糖尿病与妊娠合并糖尿病有所不同，许多孕妇在孕期常规筛查时发现本病，孕妇常无明显症状，有时空腹血糖可能正常，容易漏诊，延误治疗。

【诊断步骤】

1.对怀疑糖尿病的孕妇进行血糖测定　有糖尿病家族史、不明原因的死胎、死产、巨大儿、畸形儿、新生儿死亡等分娩史，妊娠期有多饮、多食、多尿或反复发作的外阴、阴道假丝酵母菌（念珠菌）感染症状或体征，孕妇体重＞90kg，本次妊娠伴有羊水过多或巨大胎儿者应警惕糖尿病。对怀疑糖尿病的孕妇进行空腹血糖测定，妊娠期2次或2次以上空腹血糖≥5.8mmol/L；任何一次血糖≥11.1mmol/L，且再测空腹血糖≥5.8mmol/L，诊断为妊娠糖尿病。空腹血糖值≤5.8mmol/L，进行50g糖筛查或糖耐量试验。

2.50g糖筛查试验　正常孕妇宜在24～28周、有症状者在早孕期进行糖筛查，将50g葡萄糖粉溶于200mL水中，5min内服完。从开始服糖水时计算时间，1h时抽静脉血测血糖值，≥7.8mmol/L为50g葡萄糖筛查试验阳性，应进一步行葡萄糖耐量试验。

3.葡萄胎耐量试验　空腹12h后，将75g（或100g）葡萄糖粉溶于200mL水中，5min内服完，空腹及服糖后1、2、3h抽静脉血测4个时点血糖，正常值为5.6、10.5、9.2、8.0mmol/L。有2项或2项以上超过正常值，可诊断为妊娠糖尿病，仅1项高于正常值，诊断为糖耐量异常。

【经验】

1.由于孕前无显性糖尿病史，孕期无明显三多一少症状，有时空腹血糖可能正常，许多妊娠糖尿病通过产前常规筛查发现。

2.妊娠期肾血流量及肾小球滤过率增加，但肾血管对糖的再吸收率不能相应增加，导致部分孕妇尿中排糖量增加，出现生理性糖尿。因此孕妇尿糖阳性不能作为糖尿病诊断及血糖控制的依据。

3.妊娠糖尿病孕妇易并发妊高征、感染、羊水过多、巨大胎儿等产科并发症，在妊娠糖尿病的诊断与治疗中应引起注意。

4.妊娠糖尿病妇女将来发生显性糖尿病及糖耐量异常机会明显增加，产后定期检查可以及时发现并进行治疗，同时通过一系列干预措施可使糖尿病发病减少或推迟。

【治疗】

1.有严重的心血管病史、肾功能减退或眼底有增生性视网膜炎者不宜妊娠，及早终止妊娠。

2.继续妊娠者，控制空腹血糖低于5.6mmol/L。

（1）饮食控制，35kcal/（kg·d），其中糖类40%～50%，蛋白质12%～20%，脂肪30%～35%，补充维生素、钙、铁剂。

（2）药物治疗：饮食控制不理想者，可行胰岛素注射，并根据血糖值调整剂量。

无须口服降糖药。

（3）锻炼：安全、适宜的锻炼，如上体肌肉运动对控制血糖有帮助。

3.加强胎儿监护，包括胎儿生长发育情况、成熟度、胎儿-胎盘功能监护，预防胎死宫内。

4.适时终止妊娠：

（1）伴增生性视网膜病变等严重者：34周终止妊娠。

（2）血糖控制良好者：36～38周终止妊娠。

（3）胎儿处境危险或胎盘功能不良者：立即终止妊娠。

5.分娩方式：

（1）巨大儿、胎盘功能不良、糖尿病严重者：剖宫产，连续硬脊膜外麻醉。

（2）阴道分娩产程控制在12h内。

6.新生儿按早产儿处理。注意低血糖、低血钙、高胆红素血症。

## 第十三节　妊娠合并病毒性肝炎

【概述】

病毒性肝炎是严重危害人类健康的传染病，按病原分为甲、乙、丙、丁、戊型。甲、戊型以肠道途径传播为主，其他3型主要通过输血、注射、皮肤破损、性接触等肠道外途径感染。孕妇在妊娠任何时期都可被感染，以乙型肝炎最多见。在诊断过程中，需考虑：①孕妇有否消化道症状及肝功能异常。②孕妇有否感染机会及感染途径。

【诊断步骤】

1.了解消化道症状及其他症状　了解消化系统症状，如食欲减退、恶心、呕吐、腹胀、肝区痛、乏力、畏寒、发热等。孕妇出现消化系统症状最常见的原因为妊娠反应，一般发生于早孕期，常伴失水、电解质紊乱，代谢性酸中毒，尿酮体阳性。肝炎孕妇出现的消化道症状并不能用妊娠反应或其他原因解释，有些患者有皮肤巩膜黄染、尿色深黄，可触及肝大，肝区有叩击痛。

2.进行肝功能检查　根据实验室检查和临床表现做出初步判断。血清ALT增高，大于正常值10倍以上，持续时间较长；总胆红素在17 μmol/L以上；尿胆红素阳性。

除了病毒性肝炎以外，妊娠晚期引起肝功能损害的疾病还有以下几种情况：

（1）妊高征：在高血压、蛋白尿、水肿和肾功能受损的基础上出现肝损伤，但是氨基转移酶升高的水平一般不会太高。

（2）妊娠期肝内胆汁淤积症：发生在妊娠晚期，表现为全身瘙痒，随后出现黄疸，氨基转移酶升高的水平一般也不会太高。

（3）妊娠急性脂肪肝：有与重症肝炎相似的消化道症状，B超显示强回声、CT见肝大片密度减低区，肝活检小叶中心肝细胞急性脂肪变性。

（4）药物性肝损：有应用损害肝细胞药物史。

3.了解肝炎病史、接触史、病因学检测　询问孕妇既往有无肝炎病史，有无肝炎患者密切接触史，半年内有无输血、注射血制品史。相应肝炎病毒血清学抗原抗体检测出现阳性可诊断。

【经验】

1.病毒性肝炎的传播途径和潜伏期各不相同，甲型和戊型经粪-口途径传播，潜伏期分别为2～7周、2～8周。乙型、丙型、丁型经血液、体液等肠道外途径传播，潜伏期分别为6～20周、2～26周和4～20周。

2.妊娠早期合并病毒性肝炎，可使早孕反应加重；发生于妊娠晚期，妊高征的发病率增高；分娩时，因肝功能受损、凝血因子合成功能减退，产后出血率增加。发生重症肝炎时，常并发DIC。

3.妊娠早期患病毒性肝炎，胎儿畸形发病率增加，流产、早产、死胎、死产和新生儿病死率明显增加。

【治疗】

1.丙型肝炎的处理　休息，禁用对肝功能有损害的药物，大量维生素和葡萄糖、水飞蓟宾、辅酶类，微量元素的补充与纠正，抗病毒治疗，中草药治疗。

2.重症肝炎的处理　保护肝脏，预防及治疗肝性脑病、DIC，治疗肾衰竭，及时终止妊娠。

3.产科处理

（1）妊娠期：积极治疗，早孕期患肝炎，待病情好转后行人工流产。

（2）分娩期：备血、缩短第二产程，防止产时、产后出血。

（3）产褥期：应用对肝脏影响小的广谱抗生素，免疫预防母婴传播。

# 第十四节 妊娠合并甲状腺功能亢进

【概述】

甲状腺功能亢进(甲亢)是常见的内分泌疾病，合并妊娠时，发病率为0.1%~0.2%。由于妊娠本身引起的代谢变化，孕妇可出现情绪不安、易激动、怕热、脉搏快等类似甲亢的临床表现。

【诊断步骤】

1.了解有无甲亢病史及高代谢率临床表现

(1)孕妇在孕前有甲状腺疾病的现病史或既往史，为妊娠合并甲亢。

(2)询问甲亢的高代谢症状：怕热、皮肤湿润、面部潮红、心悸、食欲亢进、乏力、消瘦。神经系统症状：急躁、情绪易激动、两手震颤。

(3)检查甲亢体征：甲状腺肿大、突眼、休息时心率超过100次/分、脉压增大>50mmHg。

2.甲状腺功能检查。

基础代谢率>+30%，血清游离$T_3$、$T_4$明显增高，血清总甲状腺素$TT_4$、血清三碘甲状腺原氨酸TT明显增高，甲状腺素结合球蛋白(TBG)明显增高，TSH明显降低者诊断为甲亢。正常孕妇基础代谢率增加20%~30%，$T_3$、$T_4$、$TT_3$、$TT_4$、TBG及TSH轻度增高。

【经验】

1.正常妊娠时母体可出现代谢亢进的表现，如多汗、怕热、食欲亢进、易激动、脉搏快、孕妇甲状腺增大等，临床上均易与甲亢混淆。

2.孕前无甲亢病史，妊娠后发生的甲亢起病多缓慢，临床表现轻重不一，有时以多种特殊表现出现，如腹泻、心律不齐、心脏扩大、恶病质、突眼等综合征。

3.妊娠合并甲亢在手术、分娩、感染以及各种应激情况下可发生甲状腺危象，甲状腺危象是甲亢恶化的严重状态，孕产妇病死率较高，必须紧急处理。

4.甲亢患者妊娠后，由于妊娠期间免疫抑制加强，病情可能有所缓解，但产后免疫抑制解除，甲亢病情会一时性加重。

【治疗】

1.增加产前检查次数，加强胎儿监护。

2.妊娠期严禁用$^{131}$I进行诊断或治疗。

3.妊娠期抗甲亢药物首选丙硫氧嘧啶，用药期间密切观察病情变化。

4.药物治疗不能控制甲亢症状，怀疑癌变者，妊娠中期可考虑甲状腺手术。

5.尽量阴道分娩，缩短第二产程，注意产后出血及甲亢危象。

6.产后继续服用抗甲亢药物者不宜哺乳。

## 第十五节　母儿血型不合

【概述】

母儿血型不合为一种同种异体免疫疾病。如果胎儿由父亲遗传所获得的血型抗原恰为母亲所缺少，就会刺激母体产生免疫性抗体，该抗体通过胎盘的血液循环进入胎儿体内，与胎儿红细胞表面抗原结合，引起胎儿红细胞破坏而造成溶血。母儿血型不合可造成流产、死胎、早产、新生儿溶血病，其严重程度取决于体内抗体的滴度水平以及胎儿红细胞破坏程度。

【诊断步骤】

1.询问病史，检测孕妇血型　询问生育史，目的在于了解有无自然流产史、死胎史、不明原因的新生儿死亡史等与母儿血型不合有关的不良妊娠史，同时询问家庭中有无特殊血型者，若其父辈中有Rh阴性血型或MN血型，则应高度警惕孕妇夫妻双方中有无特殊血型。另外，应对做产前检查者进行常规的ABO血型和Rh血型检查，以确切地知道孕妇血型，并记录备案。

2.存在母儿血型不合危险因素者，检测其丈夫血型　对于测得孕妇血型为O血型者和（或）Rh阴性者，应及时检查丈夫血型，若丈夫血型与孕妇血型完全一致，则可除外母儿血型不合；反之则有可能存在母儿间的ABO血型不合和（或）Rh血型不合。

3.存在母儿Rh血型不合高危因素者，孕期应检测随访其抗D效价及相关检查

（1）母儿Rh血型不合也可发生在母亲和婴儿均是Rh阳性的情况下，这是由于胎儿的Rh血型系统中C、c、E、e等不同抗原产生的免疫反应。Rh血型不合的发病机制如下：胎儿的Rh抗原初次进入母亲体内所产生的初发免疫反应较慢，需相当长时间才能产生Rh抗体，一般需要8～9周，甚至长达6个月。初次免疫反应所产生的抗体IgM分子量（900万）较大不能通过胎盘，且抗体作用弱，而随后产生的IgG分子量（16万）

较小，能够透过胎盘，故第一次妊娠对胎儿影响不大。若再次妊娠，即使有很少量胎儿抗原进入母体，就会刺激母体产生大量IgG抗体，后者通过胎盘与胎儿体内的红细胞抗原结合，从而导致红细胞被破坏发生溶血。

（2）若存在母儿Rh血型不合可能，孕妇应先行库姆斯试验，检测血液中随访存在免疫抗体及其血清抗D效价。若库姆斯试验（－），孕妇在孕28周时注射Rh（D）球蛋白，以减少Rh同种免疫的发生。若库姆斯试验（＋），效价为1∶8，无须特别处理，每月随访1次效价，如效价不升高，则可以观察至足月分娩；若效价在1∶（16～32）之间，应该警惕胎儿有无发生溶血，B超检查评估胎儿宫内情况，行羊膜腔穿刺，测定羊水中胆红素含量。若△OD450位于Ⅰ～Ⅱ区，可随访羊膜腔穿刺，测定羊水中胆红素含量；若△OD450位于Ⅲ区或效价≥1∶64，则高度怀疑胎儿溶血，应根据孕龄决定进一步处理，孕周≥34周，应该考虑终止妊娠；≥28周，行脐静脉穿刺，了解胎儿的血型、血红蛋白含量、红细胞比容、胆红素水平。

4.存在母儿ABO血型不合高危因素，孕期检测其IgG抗A/B效价。

（1）ABO母儿血型不合多见于O型孕妇分娩A型或B型的胎儿，而母亲A型胎儿B型或母亲B型胎儿A型则非常少见。这是由于O型母亲在受到A或B型抗原物质免疫后产生的免疫性抗A或B抗体效价较高有关，这种免疫抗体是IgG，它能通过胎盘进入胎儿体内；而母亲A型或B型，在其体内产生的相关抗体是IgM，因它分子量大不能通过胎盘，所以不易发生溶血病。ABO溶血病可发生在第一胎，这是因为自然界存在A型、B型抗原物质如植物、细菌等，它可引起人体发生免疫反应，而产生抗A或B抗体。一旦妊娠，这种抗体可通过胎盘进入胎儿体内，引起溶血病。

（2）若存在母儿ABO血型不合可能，应先行库姆斯试验，检测孕妇血液中是否存在免疫抗体及其IgG抗A或抗B效价水平。若IgG抗A/B效价＜1∶64，无须处理，随访效价，如效价不升高，则可观察至足月分娩；若效价在1∶（64～256）之间，应警惕胎儿有无发生溶血，应确定胎龄、密切随访效价水平，同时做胎儿监护评估胎儿宫内情况。若已存在胎儿宫内溶血，或随访效价≥1∶512、孕周≥34周，应考虑终止妊娠；若孕周≥28周，行脐静脉穿刺，了解胎儿的血型、血红蛋白含量、红细胞比容、胆红素水平。

【经验】

1.对于既往有复发性流产或原因不明不良分娩史的孕妇，应作为筛查母儿血型不合的高危人群。对那些已知是特殊血型的人，更应检测其丈夫的血型，同时测定相关的抗体效价。如孕妇Rh阴性，丈夫Rh阳性，应嘱其丈夫检查血型抗原属杂合子还是纯合子，有助于估计其所生子女Rh阳性的概率。因如为杂合子，其胎儿只有50%概率为Rh阳性。

2.虽然初次妊娠分娩发生新生儿Rh溶血病的概率很低，但不能忽视某些情况可引起目前致敏，如：①孕前或孕期输血史；②产科操作，如绒毛穿刺、羊膜穿刺、脐血穿刺、人工剥离胎盘等；③既往有自然流产史或异位妊娠史。

3.在对ABO母儿血型不合进行孕期抗体效价的检测随访时，要考虑到免疫性抗A或抗B抗体IgG的产生物特异性，易受自然界多种因素的影响。故临床上不能单凭该抗体效价的高低来判断胎儿溶血情况，应结合其他检查综合判断。

4.对胎儿贫血的判断：最准确的方法是通过脐静脉穿刺测定胎儿血的Hb和血细胞比容值，临床较易行的方法是B超检查，检查胎儿有无肝、脾大，皮肤水肿，胸水，腹腔积液，胎盘水肿有无心力衰竭及肌张力情况，来判断受溶血影响的程度。

5.Rh母儿血型不合时，胎儿发生溶血的机会和严重程度要高于ABO母儿血型不合。

【治疗】

1.孕期药物治疗　用药目的在于中和或抑制母体血循环中抗体形成，阻止大量抗体进入胎儿循环，使胎儿少受或免受影响，并提高胎儿肝脏葡糖醛酸转移酶的活性，有利于胆红素的排泄。常用药物有：维生素E 30mg，3次/天，口服；维生素C 0.1g，3次/天，口服；苯巴比妥0.03g，3次/天，口服；中药茵陈汤（主要成分：茵陈9g，炙大黄9g，甘草6g等）有增强机体免疫力、促进肠道胆红素排泄的作用。

2.宫内输血　是指将红细胞注入胎儿腹腔或直接注入胎儿血管，适用于治疗孕周小（23～32周）、出现胎儿严重贫血的胎儿。输血量估计（mL）=（孕周−20）×10，输入Rh阴性与母血清匹配的O型新鲜红细胞，血细胞比容为80%，以减少胎儿容量过度负荷的危险。

方法有腹腔内输血和血管内输血两种。腹腔内输血是指将血输入胎儿腹腔，输入的红细胞通过腹膜间皮细胞之间的小孔进入淋巴管，再进入胎儿血液循环，此法限于23～32周。血管内输血是指在超声引导下，脐带穿刺直接进行血管内输血。该方法优于腹腔内输血，特别是对于那些宫内溶血发生较早、胎儿出现严重贫血者有明显效果。但脐带穿刺应掌握指征，血管内输血可能会出现一些并发症，如胎儿心动过缓、羊膜炎、胎膜早破等。

3.终止妊娠时间的选择　ABO血型不合病例，病情轻者一般不需提前终止妊娠，但以不超过预产期为宜；若效价≥1∶512，应结合病史考虑终止妊娠。

Rh血型不合，抗D效价低，宫内监护好，可期待至足月后分娩；若抗D效价≥1∶64，病情严重，应边行宫内治疗，边予促胎肺成熟后，及时终止妊娠；若胎儿胎心监护出现正弦波提示胎儿有严重贫血，应采取措施及时分娩。

分娩方式：ABO血型不合病例如无其他指征以自然分娩为主；Rh血型不合需提前终止妊娠者，宜行选择性剖宫产分娩。

4.新生儿处理　无论早产或足月产、无论自然分娩或剖宫产，均应由新生儿医生在场做好抢救准备，并常规留脐带6～10cm以备换血。出生新生儿应及时监测血型、血红蛋白、血细胞比容和胆红素水平，以明确诊断、了解溶血程度做出治疗方案。

## 第十六节　多胎

【概述】

一次妊娠有2个或2个以上胎儿，称为多胎妊娠。我国双胎的平均发生率为0.67%～1.59%，国外报道的发生率为2%左右。近年来，由于促排卵药物的应用及助孕技术的发展，多胎发生率呈明显上升趋势，据统计其平均发生率增加20%。

多胎妊娠中以双胎妊娠最常见，双胎妊娠分双卵双胎及单卵双胎。

【诊断步骤】

1.了解病史，核实孕龄　询问有无多胎家族史、月经史，询问确切的最后一次月经日期，有无使用促排卵药物、基础体温上升时间，或接受助孕技术的种类、具体时间。若记不清具体月经时间，可根据早孕时妇科检查的子宫大小或B超检查到的胚胎大小决定胎龄。

2.了解胚胎或胎儿的数量及发育情况　首先要通过超声检查来了解胚胎或胎儿的数量，以及胚胎或胎儿是否存活。若孕周小于12周，胚胎超过3个，应建议B超下行减胎术，因为胎儿数越多，妊娠成功率越低。减胎术可以是经阴道宫颈吸引术，也可以是胎儿胸腔注射氯化钾。施行减胎术前应告知孕妇及家属减胎术可能出现的危险性，如感染、流产、出血、另一胎儿受影响等，并签署手术同意书。

若孕周＞12周，则应B超检查除外胎儿畸形，同时尽可能区分双卵双胎或单卵双胎。双卵双胎是2个卵子分别受精、发育形成双胎，这种双胎约占双胎总数的70%，2个胎儿各有自己独立的遗传基因，因此血型、性别、容貌均不相同。单卵双胎是由1个受精卵分裂而形成，由于分裂成2个胚胎的时间早晚不同，又可分为以下几种：双羊膜囊双绒毛膜单卵双胎、双羊膜囊单绒毛膜单卵双胎、单羊膜囊单绒毛膜单卵双胎，双胎输血综合征一般发生在单绒毛膜性双胎。单卵双胎的性别、血型及容貌一般均很相似。

3.加强孕期监护，注意预防并发症的发生

（1）流产：据报道双胎流产发生率高于单胎妊娠的2～3倍。

（2）贫血：由于2个胎儿需从母血中摄取更多的营养素，如母体铁和叶酸储备不够，加上血容量增加多于单胎，故易发生缺铁性贫血。

（3）妊高征：双胎妊高征的发生率均为单胎妊娠的3～5倍，究其原因：①水钠潴留多；②双胎妊娠宫腔过大，易发生子宫胎盘缺血、缺氧，从而易导致妊高征的发生。故孕期应注意体重、血压变化，定期检测尿蛋白，警惕妊娠晚期出现妊高征。

（4）早产及胎膜早破：双胎由于子宫过度膨胀，易出现胎膜早破、子宫收缩，引起早产。

（5）FGR：胎儿宫内生长受限在双胎妊娠中的发生率为12%～34%，尤其在单卵双胎中较为明显，更多见于双胎输血综合征之胎儿。

（6）胎儿畸形：据报道，双胎的畸形发生率2倍于单胎妊娠，有些畸形是单卵双胎所特有的，如连体双胎、胎内寄生胎等。

（7）死胎：多见于单卵双胎，可能是由于双胎输血综合征，也有些原因不明。孕4个月之前的胎儿死亡，因其躯干尚未骨化，组织水分和羊水被吸收后，被存活生长的胎儿挤压成纸样儿；如为较大孕周的死胎，在胎内一定时间可释放促凝物质，导致活胎和母亲发生DIC而出现生命危险，故应检测活胎宫内生长情况，检测母亲的凝血功能。

（8）双胎输血综合征：指单绒毛膜性双胎，通过胎盘血管间吻合，使两胎儿间血流不均衡，造成供血儿贫血、受血儿红细胞过多，其发生率在双胎妊娠中占5%～10%，供血儿和受血儿的病死率分别为96%和88%。

（9）胎位异常：与单胎相比，双胎胎位异常、胎先露异常明显增多，因由头位、臀位、横位可以组成许多不同的胎产式。

【经验】

1.注意体重变化，如有体重异常增加，应嘱孕妇注意休息和饮食，观察血压、心率、尿蛋白、水肿情况。

2.因多胎妊娠易出现各种并发症，也易出现胎盘功能减退，孕32周起应进行胎儿宫内电子监护，孕37周入院待产。即使各项监护指标无异常，分娩时间也不宜超过预产期。

3.妊娠晚期行胎儿监护时，应注意正确区分两胎心率——在不同部位可听到2个胎心音；同时计数1min，胎心音相差10次以上，或2个胎心音虽然相差不到10次，但在2个胎心之间有一无音区。

4.双胎胎先露均为头，阴道分娩时，若产程进展不佳，或出现胎心率异常，应警惕有无胎头交锁。

5.双胎妊娠孕晚期出现一胎死亡，应及时对存活胎儿宫内情况做一全面评估，若胎儿已成熟，应及时终止妊娠，若不成熟，则应积极促胎肺成熟后终止妊娠。由于胎死宫内后可释放出促凝物质，激活体内的凝血和纤溶系统，导致活胎和母亲发生DIC而出现生命危险，故应动态检测母亲的凝血功能。

6.双胎输血综合征的诊断，产前主要依靠B超，产后依靠检查胎盘和新生儿情况来诊断。

（1）产前B超诊断标准：①同性别胎儿，双顶径数值差＞5mm，头围差别＞5%，腹围差别＞20mm，胎儿紧贴宫壁或胎盘；②两羊膜囊大小差异明显，小胎儿羊水过少，评估不充盈；大胎儿羊水过多，评估充盈；③两脐带直径和血管数有差异；④一胎儿有水准。

（2）产后新生儿诊断：①为单卵双胎；②两新生儿体重相差＞20%；③两新生儿血红蛋白差＞50g/L；④胎盘病理检查见两胎盘间存在血管吻合支。

【治疗】

1.自孕早期起就应给予叶酸、复合维生素、铁剂预防贫血；对于已存在贫血者，应积极治疗贫血，定期随访血常规。

2.对于合并妊高征者，应及时收入院治疗。多胎发生妊高征，常常病情进展较快，易发生心力衰竭、肝肾功能不良等妊高征的并发症，故应积极解痉、降压治疗，谨慎扩容，酌情适时终止妊娠。

3.阴道分娩，当第1个胎儿娩出后，应注意第2个胎儿的监护：胎心率、胎方位、有无胎盘早剥、有无破膜和羊水颜色，以及子宫收缩情况。如10 min无宫缩，应静脉滴注催产素加强宫缩，或在原用催产素检查时增加滴速，争取30 min内娩出第二胎儿。第一胎儿娩出后，应及时了解第二胎儿的胎方位，若为横位，先行外倒转术，外倒转不成功再行内倒转，如都不成功则应及时剖宫产结束分娩。

4.产后观察。无论剖宫产还是阴道分娩，产后均应特别注意子宫收缩、阴道流血情况，胎儿娩出后，下腹部放置沙袋压迫腹主动脉，并用宫缩剂防止产后出血。

## 第十七节　脐带脱垂

【概述】

胎膜完整而脐带位于胎先露以下者称脐带先露，胎膜破裂后脐带脱出于宫颈外口者称脐带脱垂。脐带脱垂发生率为0.4%～10%，多发生于胎位异常、双胎、羊水过多、骨盆狭窄或头盆不称等情况，更多发生在胎膜早破而胎先露尚未入盆的产妇。临床上，脐带脱垂往往突然发生，大多数产妇主诉阴道内有物体落出时，检查发现脐带已脱落出阴道。

【诊断步骤】

1.阴道检查，还纳脐带

只要发现脐带脱垂，立即抬高臀部，不论孕妇主诉脱垂多长时间，尽快将脐带还纳至阴道内，这样可以减少由于体内外温度差异刺激脐带，导致脐带痉挛；其次是轻柔地抚触脐带，感觉有无脐带的搏动，以估计胎儿是否存活。

2.超声检查，明确胎儿是否存活

如果无脐带搏动，可能胎儿已死亡，也可能胎儿心脏功能很微弱，应即刻行B超检查。如果B超显示无胎心搏动，证实胎儿已死亡，则下一步按死胎处理；如尚有胎心搏动，应积极行动娩出胎儿。

3.决定抢救胎儿的方式

如宫颈已完全扩张、胎先露已很低，估计可以阴道分娩，则应迅速助产，可以用产钳或胎吸助产；如为臀位，则可行臀位牵引助产。如宫颈尚未完全扩张，短时间内阴道分娩有困难，则立即剖宫产分娩。

【经验】

1.凡是胎先露不能完全与骨盆入口衔接者，均有机会发生脐带脱垂。故应针对脐带脱垂的危险因素加以防范，如果胎头没有衔接时出现胎膜早破，极容易发生脐带脱垂，需要嘱咐孕妇卧床休息。

2.胎头未固定或胎位不正时，尽量不做人工破膜。

3.对于羊水过多病例，在宫颈扩大3cm时行人工破膜，让羊水缓慢流出，防止胎膜自破时，脐带随羊水急流冲出而发生脱垂。

4.人工破膜必须在宫缩间歇期进行，并使羊水缓慢流出。

5.如遇原因不明的胎儿窘迫，尤其发生在胎膜破裂后，应立即做阴道检查，注意有无脐带血管搏动和脐带脱垂。

6.发生脐带脱垂时，应立即取头低臀高位，并用温纱布包绕脱垂的脐带，目的在于减少温度对脐带的刺激。

【治疗】

1.宫颈口已开全、胎儿存活、无头盆不称、胎先露低者，应立即阴道助产（产钳助产或胎吸助产）结束分娩，若为臀位则行臀位牵引术。

2.宫口未开全、不具备阴道分娩条件、胎心正常者，立即备皮，取头低臀高位，以一手在阴道内上推胎头，减轻对脐带的压力，恢复血循环，减少外界刺激所造成的脐血管痉挛及迷走神经兴奋所致的循环障碍。在原地准备迅速剖宫产结束分娩的同时，应做以下准备工作：①面罩吸氧，增加母体血氧浓度，以增加胎儿氧供给；②放置导尿管，以200～300mL生理盐水充盈膀胱，充盈的膀胱可推高胎先露、起到一水床作用，其保护脐带的作用优于阴道内用手指去托胎头；③应用抑制宫缩的药物，如硫酸镁或利托君，控制宫缩，以减少脐带受压的危险；④手术前应再次听胎心。

3.不管阴道分娩或剖宫产分娩，婴儿室医生均应到场做好抢救准备。

## 第十八节　羊水过多

【概述】

妊娠足月时正常羊水量为800 mL左右，凡任何时期羊水量超过2000 mL，称为羊水过多。羊水量缓慢增多，称为慢性羊水过多；如羊水量在数日内激增而使子宫明显膨胀，称为急性羊水过多。羊水过多的发生率各地差异很大，可为0.13%～3.2%。羊水过多易造成胎位异常、脐带脱垂、胎盘早剥、胎膜早破、早产、产后子宫收缩乏力、产后出血等并发症，对母儿均有危险。

【诊断步骤】

1.B超检测羊水量　产前检查发现宫底高度明显超出正常范围，怀疑羊水过多时，B超是最重要的检测手段。B超检查羊水过多的诊断标准为：最大羊水暗区垂直深度（AFV）＞7 cm；或羊水指数（AFI）＞20 cm。

羊水过多的发病原因很复杂，目前已知与胎儿和母体的某些病变有关，应认真分析其可能的因素。

2.通过B超排除胎儿畸形、多胎、胎盘异常

（1）胎儿畸形：羊水过多者中，胎儿畸形的发生率为18%～40%，常见的畸形：①神经管畸形：以无脑儿、脊柱裂多见。这是由于脑脊膜裸露在羊膜腔内，大量的液体渗出导致羊水过多；无脑儿吞咽中枢缺如，无力吞咽羊水，并且缺乏抗利尿激素，使羊水排泄受阻，造成羊水过多。②消化道畸形：常见的有食管闭锁、十二指肠闭锁。由于吞咽后其通道闭锁及狭窄，羊水不能吸收或吸收缓慢，以致羊水过多。③腹裂和膈疝。④染色体异常：部分羊水过多孕妇伴有染色体异常，如18－三体综合征、21－三体综合征、13－三体综合征等。

（2）多胎妊娠：以单卵双胎多见，双胎输血综合征中受血儿高血容量，多尿而易发生羊水过多。

（3）胎盘因素：巨大胎盘或胎盘绒毛膜血管瘤。

3.若无胎儿严重畸形，应检查母亲因素

（1）行口服葡萄糖耐量试验（OGTT）除外糖尿病：因母体患有糖尿病，母亲体内的高血糖可通过胎盘进入胎儿体内，使胎儿血糖增高，引起胎儿渗透性利尿，排尿增多，造成羊水过多。

（2）母儿血型变化：尤其是母儿Rh血型不合发生溶血症时，胎儿贫血、水肿、尿量增加。羊水增多。

【经验】

1.急性羊水过多多发生在妊娠20～24周，由于在短时间内羊水急剧增多，子宫体积增大过快，横膈上升，胸腔容量减少，患者会出现呼吸困难、胸闷，难以平卧；同时由于增大子宫对下腔静脉的压迫，下肢及外阴血液回流受阻，水肿明显，故对于症状明显者应注意监测心肺功能。

2.羊水过多易出现诸多并发症，如胎膜早破、早产、妊娠高血压综合征（妊高征）、胎位异常、脐带先露或脐带脱垂、胎盘早剥、宫缩乏力、产后出血。临床上应注意观察，加强防范，减少并发症的发生。

3.羊水过多者中，胎儿畸形的发生率为18%～40%，即使超声检查未发现胎儿畸形，也不能排除畸形的可能。

【治疗】

1.孕龄小、症状轻、可继续妊娠者，注意休息，随访羊水量，注意防止胎膜早破。

2.对孕龄22～31周者，可予前列腺素合成酶抑制剂吲哚美辛治疗，可通过抑制胎儿排尿以抑制羊水过多。吲哚美辛治疗时应注意，每次用药时间不超过1周，且孕32周后不主张使用，因该药有促使胎儿动脉导管提前关闭的作用，用药期间每周B超随访AFI。

3.孕龄不足37周者，症状严重，孕妇出现心肺功能障碍、不能耐受妊娠时，应经羊膜腔穿刺引流羊水。羊膜腔穿刺引流羊水时，应注意放水速度控制在500mL/h，每日引流羊水总量不超过1500mL。否则，放羊水速度过快、量过多，可能会导致早产、胎盘早剥。

4.妊娠≥37周，可行人工破膜引产。破膜引产时，应注意破口不宜太大、引流羊水速度不能太快，否则会导致脐带脱垂、胎盘早剥。

5.终止妊娠指征：①孕周≥37周；②孕龄不足37周，但孕妇出现心肺功能障碍，估计胎儿已成熟；③胎心监护异常。

# 第十九节 羊水过少

【概述】

妊娠晚期羊水量少于300mL，称羊水过少。羊水过少可发生在妊娠任何时期。临床羊水过少的发病率为0.4%～4%。羊水过少的围产儿病死率是正常人的15～20倍，B超检测羊水过少的标准：最大羊水暗区垂直深度（AFV）≤2cm，羊水指数（AFI）≤8.0cm为临界值（羊水偏少）；AFI≤5cm为绝对值（羊水过少）。

【诊断步骤】

1.询问病史，核实孕龄，排除胎膜早破　临床检查发现子宫很充实、胎儿肢体浮动不明显，宫底高度低于正常范围，应高度怀疑羊水过少，通过B超检查可以估计羊水量，若AFV≤2cm，或AFI≤5cm则可以诊断羊水过少。

对于已超过预产期而诊断为羊水过少者，应首先询问确定末次月经日期，根据早孕期的B超检查资料核实孕龄，判断是否存在过期妊娠、胎盘功能减退。

对尚未足月的羊水过少还应询问病史中有无阴道排液，警惕是否存在胎膜早破；同时应注意孕妇有无某些妊娠并发症或某些特殊用药史，因为这些情况可能会造成胎盘血流灌注不足，胎儿缺血缺氧，肾脏血流减少，使胎尿减少而导致羊水过少。

2.除外胎儿畸形　因孕中期后羊水的主要来源是胎儿尿液，羊水过少所伴有的先天畸形中大部分与胎儿泌尿道畸形有关，如胎儿先天肾缺如、肾发育不全、输尿管或尿道畸形等，这会造成胎儿尿液的产生和排泄异常，出现少尿或无尿而引起羊水过少。最典型的病例是双侧肾不发育综合征，又称先天性双肾缺如综合征。其特征是羊水少、双肾缺如、肺发育不良，伴特殊面容（如两眼眼距宽、扁平鼻、耳大低垂、长内眦、赘皮襞）。另外，肺发育不全、短颈、巨颌畸形也可引起羊水过少。

3.加强胎儿监护或终止妊娠　若胎儿未足月，已除外胎儿畸形，则应加强胎儿监护，随访羊水量变化，采取措施积极治疗。若胎儿已足月，应尽快终止妊娠。

【经验】

1.某些药物可以导致羊水过少。例如，前列腺素合成酶抑制剂吲哚美辛，可使子宫胎盘循环血流减少、胎儿肾血流量减少，胎儿尿液生成减少；还有血管紧张素转化酶抑制剂，据报道，该类药可干扰胎儿的肾脏发育，引起羊水过少。

2.臀位或胎儿生长受限合并羊水过少，应高度警惕胎儿畸形，即使B超未提示畸形也不能完全排除畸形可能。

3.若患者羊水过少，主诉阴道分泌物稀薄，不能忽视胎膜早破，应做阴道分泌物检测，判断是否存在胎膜破裂。

【治疗】

若胎儿未足月，已除外胎儿畸形者，应加强监护，采取措施积极治疗。

1.羊膜腔液体灌注法：将37℃的0.9%氯化钠溶液，以15～20mL/min的速度灌注入羊膜腔，每次进入液体量500～800mL。

2.若胎儿已足月，应尽快终止妊娠。根据宫颈条件，孕妇骨盆条件及胎儿情况决定分娩方式。宫颈条件Bishop评分≥6分，无阴道分娩禁忌，可行人工破膜引产。但引产过程中，应注意严密监护胎心和羊水变化。若宫颈条件不成熟和（或）胎儿监护异常，则应考虑手术终止妊娠。

## 第二十节　早产

【概述】

以妊娠在28周至37足周前而中断妊娠为主要表现的疾病称早产，此时娩出的新生儿称早产儿。早产占分娩总数的5%～15%，由于早产儿各器官发育不够成熟，是目前围产儿死亡的主要原因之一。

【诊断步骤】

1.根据症状、体征临床诊断早产　早产的子宫收缩应与妊娠晚期的生理性宫缩相区别。生理性子宫收缩表现为不规则、无痛感、不伴有子宫颈管消退。早产的子宫收缩特点：规律性收缩、间隔5～6min，持续30s以上，伴宫颈消退≥75%及宫口扩张≥2cm。

2.分析早产原因，以决定下一步处理　常见的早产原因：

（1）妊娠期感染：妊娠期急性感染，如急性阑尾炎、胃肠炎、肾盂肾炎、高热；生殖系统炎症，如细菌性阴道病、真菌性或滴虫性阴道炎等。

（2）子宫因素：子宫先天性畸形、子宫张力过高（如多胎妊娠、羊水过多等）。

（3）宫颈因素：宫颈机能不全。

（4）母体因素：母亲原有疾病（如肾炎、哮喘、心脏病、糖尿病等），或妊娠期并发症（如妊高征、肝内胆汁淤积症等），有些易发生早产，有些因不全需要终止妊娠而易引起医源性早产。

（5）胎儿因素：多胎妊娠、胎儿畸形都易发生早产。

（6）胎盘因素：胎膜早破、绒毛膜羊膜炎、前置胎盘、胎盘早剥等。

3.判断早产是否可以避免　如果早产不能抑制，则应做好早产分娩准备，并及时应用促胎肺成熟药物。

【经验】

1.目前认为，70%的早产与感染有关，故应检测与感染有关的指标，如血常规、C反应蛋白，最后做阴道和宫颈分泌物培养，明确有无支原体、衣原体、淋球菌等感染。若证实存在感染，则抗感染是治疗的关键，应根据不同的病原体选用敏感的抗生素治疗。

2.若胎膜已破，有宫内感染征象，则不应继续保胎治疗。因继续抑制宫缩，其结局可能差于适时终止妊娠。

3.对以往有不明原因早产史，本次妊娠无异常发现者，应在孕24～26周时行B超检查宫颈长度，以预测有无早产可能。

4.对于有高危因素，或者是不能判定是否为早产的孕妇，可以采用不同的方法进行预测。除了超声检查以外，还可以检查阴道分泌物中的胎儿纤连蛋白、胰岛素样生长因子结合蛋白1来判断是否会发生早产。

5.临床上往往存在过度诊断早产的情况，这样会导致不必要的住院和治疗。为了避免过度诊断，在得出结论之前需要明确是否有规律性子宫收缩，是否有进行性的宫颈消退及宫口扩张。

【治疗】

1.一般治疗　卧床休息，精神紧张者可予适量镇静剂。

2.抑制宫缩　选用宫缩抑制剂。

（1）β肾上腺素能受体激动剂：①利托君（安宝）100mg加入5%葡萄糖液500mL静脉滴注，滴速0.15～0.35mg/mL，待宫缩抑制后维持滴注12h，再改口服10mg，3～4次/天；注意观察副作用如心率增快、心肺水肿、干扰糖代谢等，心脏病、糖尿病患者禁用。②沙丁胺醇首剂口服4.8mg，以后2.4mg，3次/天。

（2）硫酸镁：25%硫酸镁4g加入5%葡萄糖液100mL静脉滴注，30min滴完，再以

25%硫酸镁60mL加入5%葡萄糖液1000mL，以2g/h静脉滴注；硫酸镁因对神经系统有毒性作用，应注意呼吸、尿量、心率及膝反射。

（3）钙通道阻滞剂：硝苯地平（心痛定）10mg舌下含服或口服，每4～6h1次。

（4）前列腺素合成酶抑制剂：吲哚美辛25mg，口服，3次/天，因该药可引起动脉导管提前关闭，临床应慎用，且应用时间不宜超过1周。

3.促胎肺成熟治疗 对孕龄小于34周者可给予糖皮质激素促胎肺成熟。可选用地塞米松10mg，每12h1次，或倍他米松6mg，每12h1次，连用2d。

4.宫颈功能不全 应于孕16～20周施行宫颈环扎术，此时宫颈管未缩短，宫颈口未扩张，手术成功率较高。

5.疑有感染 应给予抗生素防治感染。首选药为青霉素。

6.早产分娩 如妊娠已达35周以上，无论胎膜破与否，都不主张保胎治疗，可待其自然临产。产程中注意胎心监护、吸氧、产程进展，临产后慎用吗啡、哌替啶等抑制呼吸的药物，缩短第二产程，做好早产新生儿抢救准备。

## 第二十一节 胎儿宫内生长受限

【概述】

胎儿宫内生长受限（FGR）是指孕37周后，胎儿出生体重小于2500g，或低于同孕龄平均体重的两个标准差，或低于同孕龄正常体重的第10百分位数。FGR发生率为6.39%，易出现胎儿宫内窘迫、新生儿窒息、新生儿疾病，其围产儿病死率是正常儿的4～6倍。严重的FGR还影响儿童期及青春期的体格及智力发育。

【诊断步骤】

1.通过产科检查及超声检查确定胎儿的大小 产前检查发现：①宫高、腹围低于正常，且连续3周该两数值不增长；②妊娠图曲线低于第10百分位数；③B超测定双顶径（BPD）小于相应孕龄的第10百分位数，或BPD增长速度3周≤4mm；④任何方法预测胎儿体重，低于相应胎龄的第10百分位数。上述情况均应怀疑胎儿宫内生长限制。

2.核实孕龄，分析可能的原因 仔细询问末次月经日期、尿妊娠试验阳性的时间、早孕期B超测量的顶臀长（CRL）值及第一次出现胎动的时间，以确定其确切的胎龄。超声详细检查，除外胎儿畸形。

分析胎儿生长受限的可能原因，胎儿在宫内的生长发育直接受父母遗传因子的作用，另外，孕期营养、外界有害物质等都会影响到胎儿的宫内生长。如孕期有无感染史、母亲有无严重并发症等。

（1）母体因素：①营养因素，早孕反应过重、偏食或营养不良会直接影响孕妇对胎儿热量和蛋白质的供给；②某些原发病，如肾炎、严重贫血、糖尿病、心脏病、高血压病等；③孕妇吸烟、吸毒、酗酒；④宫内感染，如风疹病毒、巨细胞病毒、弓形体、单纯疱疹病毒感染可通过胎盘感染胎儿，导致胎儿宫内发育不良。

（2）胎儿因素：受精卵质量差或胚胎期接触有害物质、放射线等；胎儿自身生长介质缺乏。

（3）胎盘脐带因素：胎盘异常或出现病理改变，可直接影响子宫胎盘血流对胎儿的供给，从而降低胎儿营养物质和血氧的摄取利用；脐带过细或过长、脐带真结、单脐动脉均直接影响胎盘与胎儿之间的血流交换，使胎儿营养不良。

3.2周后复查以明确诊断　B超复查胎儿各径线，测定胎盘功能、羊水指数；多普勒超声测定脐血流（S/D）。

【经验】

1.临床按胎儿形态将FGR分为均称型和非均称型。

（1）均称型：胎儿从妊娠早期起身高体重均衡发育，但小于正常胎儿，这多数是遗传因子或母亲体质因素所致。

（2）不匀称型：常为外因性所致，多出现妊娠中晚期由于母亲一些特发性疾病，使胎儿躯干发育落后于头部发育，皮下脂肪菲薄。

2.孕期较早发生的FGR，常与宫内感染有关。故应行相关的检查，如母血TORCH筛查。如果检查为阳性，需要进一步行羊膜腔穿刺或脐带血穿刺确诊。

3.对孕晚期出现的FGR，常常与母体疾病有关，在明确病因后应首先积极治疗原发病，其次再考虑宫内治疗。

4.FGR患儿可有染色体异常或其他畸形概率增加，特别是严重FGR合并羊水过少时尤为如此。因此，对此类患者要详细进行超声检查，并建议做胎儿染色体检查。

【治疗】

1.继续妊娠的治疗措施　胎儿尚未足月，母体无妊娠并发症，胎儿监护无异常，可以继续妊娠者，则按以下措施治疗。

（1）体位：左侧卧位，间断吸氧，以改善子宫胎盘血液供应，增加胎儿氧的供给。

（2）饮食：均衡膳食，加强营养。

（3）补充营养物质：①补充维生素，口服复合维生素；②补充氨基酸，口服多种氨基酸片；静脉滴注复方氨基酸溶液，如复方氨基酸注射液250 mL/d，7 d为1个疗程；③予高渗葡萄糖液，10%葡萄糖500 mL/d，7 d为1个疗程。

（4）改善微循环：低分子右旋糖酐500 mL加丹参15 g静脉滴注，7 d天为1个疗程。

（5）加强胎儿监护：行无应激试验（NST）检查、B超随访胎儿大小，查胎盘功能、羊水指数及生物物理评分。

2.终止妊娠的指征

（1）FGR治疗后无好转，且出现胎盘老化。

（2）胎儿监护提示存在胎儿宫内缺氧，如NST反复无反应性、胎儿生物物理评分低于6分。

（3）治疗过程中，随访羊水指数逐渐减少、胎儿停止生长。

（4）原有妊娠并发症在治疗过程中病情加重，胎儿宫内安全受威胁。

（5）若有终止妊娠指征，但胎儿尚未成熟，应先给予糖皮质激素促胎肺成熟。

3.分娩方式

（1）阴道分娩。经治疗已纠正FGR，胎儿已成熟，胎盘功能正常，宫颈成熟度评分（Bishop评分≥7分）、无阴道分娩禁忌证。

（2）剖宫产分娩：严重FGR、胎盘老化、胎儿窘迫、宫颈条件不成熟（Bishop评分＜6分）。

## 第二十二节　过期妊娠

【概述】

过期妊娠是指平时月经周期规则，妊娠达到或超过42周尚未临产者。过期妊娠分娩的新生儿称为过期产儿。过期妊娠的发生率为5%～12%，易出现巨大儿、胎盘功能减退、胎儿宫内缺氧、难产、新生儿窒息抢救等，过期妊娠的围生儿病死率明显高于正常妊娠。

【诊断步骤】

1.核实预产期　若孕妇超过预产期2周末临产，应仔细询问孕妇月经周期、末次月经日期、早孕反应时间、出现胎动时间、孕早期B超检查资料，目的是核实正确的孕龄。

2.判断胎盘功能　具体内容包括：①通过B超检查确定胎盘分级并判断胎盘有无老化；②通过B超测定羊水指数，了解有无羊水减少，因为羊水量是反映胎盘功能和胎儿宫内有无缺氧的重要指标；③测定尿雌三醇（$E_3$），胎盘功能降低则该值降低；④胎儿电子监护，包括无应激试验（NST）、S/D、胎儿宫内生物物理评分。胎心率监护可直接反映胎盘气体交换功能储备情况，是监护过期妊娠的一个重要手段。

3.了解宫颈成熟度　通过对宫颈行Bishop评分来判断宫颈成熟情况，若评分≥6分则引产成功率较高，反之则难引产成功。

4.决定是否终止妊娠　若胎儿胎盘功能检测均正常，则可观察继续妊娠，并同时促宫颈成熟；若检查发现存在胎盘功能减退或（和）胎儿监护异常，应终止妊娠。

【经验】

1.过期妊娠中受孕前排卵延迟是主要因素，故应详细询问孕妇月经周期、末次月经日期、基础体温上升日期；另外，孕12周前B超检查胚胎发育的资料对正确推断孕龄很重要。

2.B超测定羊水指数对诊断过期妊娠有重要作用。因为过期妊娠常伴有胎盘功能减退，胎盘的物质交换和转运能力下降，胎儿胎盘供血供氧减少，羊水生成交换减少，所以羊水量是反映胎盘功能和胎儿宫内有无缺氧的重要指标。

3.过期妊娠存在的主要问题是胎盘功能低下，而大部分病例检查时发现胎盘功能在正常范围，但当失去其代偿功能时就有可能发生胎儿死亡，所以临床工作中不能因该病例胎盘功能正常而放松警惕。

【治疗】

1.产前处理对确诊过期妊娠者，如出现以下情况应立即终止妊娠：①巨大儿或胎儿宫内发育迟缓；②胎儿宫内监护异常；③存在羊水过少或胎盘老化；④存在其他妊娠合并症或并发症；⑤宫颈条件已成熟。原则上尽可能在42周前终止妊娠。

2.终止妊娠的方式　视宫颈条件、胎儿大小、胎儿宫内有无缺氧、孕妇骨盆条件是否存在其他妊娠并发症而定。宫颈条件成熟、无其他异常情况，可考虑人工破膜引产，经阴道分娩；宫颈条件未成熟，其他检查无异常，则可在加强监护的同时促宫颈成熟。

3.产时处理

（1）因过期妊娠常有胎盘老化，胎儿存在宫内潜在性缺氧，故应加强产时监护，临产后有条件时做胎心率连续监护，及时发现问题，适时剖宫产结束分娩。

（2）阴道分娩时第二产程不宜超过2h，减少胎头受压时间过长而导致的脑缺氧程度增加。

（3）密切观察产程进展，注意头盆关系，警惕因过期胎儿头颅较硬不易变形而引起难产。

（4）产程中可进行胎儿头皮血pH值测定，若pH值＞7.25表示胎儿状况良好，如pH值＜7.15表示胎儿已存在缺氧性酸中毒，需立即终止妊娠。

4.过期儿的处理

（1）除一般的体格检查外，应注意外貌是否有过熟征象。

（2）注意新生儿有无脱水，低血糖、低血容量、酸中毒情况，如果有异常，应及时处理。

## 第二十三节 胎动消失

【概述】

胎动是胎儿肢体在子宫内的活动，是胎儿存活的标志。胎动往往冲击子宫壁，于孕16周时可以听到，孕18～20周时孕妇自己能感到，以后胎动逐渐增强、增多，胎动次数在29～38周达高峰，至分娩前2周随先露下降，又略有减少。每个孕妇胎动次数可有一定的个体差异，一般正常孕妇于孕28周后每小时胎动3～5次，12h累计在40次左右，最低不少于10次。有胎动代表胎儿存活良好，胎动消失预示着胎儿已死亡或胎儿窘迫以致24～48h内有死亡的可能。

【诊断步骤】

1.明确胎儿宫内状况　要明确胎儿是否存活、缺氧、窒息或死亡。而通过胎动计数可大致了解胎儿在宫内的状况。胎动既是一个主观感觉的症状，又是可以客观检测到的体征，是胎儿在宫内情况是否良好的标志。子宫内众多的情况都可以通过胎动反映出来，因此胎动异常甚至消失，并不一定表明某种疾病而只提示某类情况的存在。要明确病因，常需要借助其他检测方法。

（1）了解孕妇胎动计数的方法是否正确，排除因自我因素误认为胎动消失，如睡眠、外界的干扰、注意力不集中、计数方法错误等。胎动计数自我监护的正确方法是，在相同条件下，如坐位或卧位，饭前或饭后，孕妇根据自己感觉到的胎动，自孕28周起，每日早、中、晚各计胎动1h，连续的胎动计为一次，3h累计的胎动数乘以4为12h胎动数，称为每日胎动数（DFMR），一般以每小时胎动数3～5次，12h胎动数40次左右，或12h最低不少于10次为正常。考虑到胎动的个体差异大，每个孕妇应有自己的胎动基数数据。测定DFMR，数日之后，取其平均数作为基数，以后据此计算DFMR的波动，进行分型：DFMR的增加或减少＜50%者为Ⅰ型；DFMR减少＞50%，但可以恢复者为Ⅱ型；DFMR减少＞50%且不能恢复者为Ⅲ型；DFMR突然减少或增加＞50%，以后消失者为Ⅳ型。按此种分型，Ⅱ型为正常界限。

（2）详细了解胎动消失的过程，是突然消失，还是胎动增强后逐渐减少至消失。一般胎动消失有一个过程，如胎动突然增强或加速，表明胎儿有急性窘迫，多见的原因是脐带受压，若脐带受压得以缓解，则胎动可以恢复正常；若未得缓解，胎动加剧之后停止，表明胎儿有慢性缺氧情况。胎动减少50%而不能恢复，说明缺氧严重，但应注意根据个体差异加以判断；胎动消失提示胎儿危急。高危妊娠如妊高征、高血压、过期妊娠、胎儿宫内生长受限、羊水过少等都可以致胎儿宫内缺氧、胎动减少直至胎儿死亡。

（3）确定胎动、胎心是否存在，胎儿在宫内的情况如何，主要借助辅助检查及相应的实验室检查。如果胎动、胎心正常，说明胎儿在宫内的状况良好；胎动消失、胎心正常或异常，说明胎儿窘迫；胎动、胎心均消失，说明胎儿已死亡。

2.了解胎动消失的原因　引起胎动消失的原因主要是胎儿窘迫，即胎儿宫内缺氧所造成的。胎儿在子宫内的氧气代谢是在胎盘内完成的，富含氧气的母血经子宫胎盘动脉流入绒毛间隙，以简单的扩散方式，通过血管合体膜，与绒毛内胎儿毛细血管中低氧、高二氧化碳的血液进行气体交换，氧气由母血向胎儿血扩散，经脐静脉输送到胎儿体内，经循环运送到胎儿各组织，而二氧化碳则由胎儿血向母血扩散，然后经母体循环在母体内代谢排出。所以凡是影响母儿间气体交换的因素均可造成胎儿缺氧。当胎儿轻度或急性缺氧时，刺激交感神经，胎儿表现激惹，肢体活动增多；至中度缺氧时则主要表现为抑制、肌张力减低、动作减少；重度缺氧时肌张力明显减弱，甚至动作消失，常见的原因有：

（1）母体低氧血症和（或）高碳酸血症，如心脏病、呼吸系统疾病、重度贫血、中毒、吸烟等使母亲肺通气、换气障碍，致血氧分压明显下降、二氧化碳分压明显上升，降低了母儿间氧-二氧化碳梯度差，减少了母儿间气体交换。

（2）母体胎盘循环障碍：使绒毛间隙血流量减少而影响母儿间气体交换。常见于：①各种原因的休克使母体血压下降，较易忽视的是孕妇仰卧低血压综合征和麻醉性低血压，母体血压下降使与绒毛间隙的压力差减少，向绒毛间隙射血量减少，不能充分灌注。②当绒毛间隙压力上升时也影响母体向胎盘的灌注，正常子宫静止期宫内压为8～12mmHg，绒毛间隙压力为9～14mmHg。产程中子宫收缩、羊水过多、多胎妊娠时，胎盘早剥可使绒毛间隙压力升高。③子宫胎盘血管生理性改组未完成，血管管径细，阻力大，对血管活性物质反应强烈，影响子宫胎盘血流，常见于妊高征、胎儿宫内生长受限等高危妊娠时。

（3）胎儿胎盘循环障碍：由于胎儿心搏出量减少、血流速度降低。也见于脐带异常如打结、缠绕、受压等，可影响脐动静脉内血流运行。

（4）胎盘的组织及功能障碍：如绒毛交换面积、绒毛内毛细血管交换面积、绒毛间隙容积、血管合体膜厚度及通透性等直接影响物质交换。妊高征、心肾及内分泌疾病、过期妊娠等高危妊娠均可使胎盘功能降低，影响胎儿宫内气体及物质交换。

3.相应的辅助检查

（1）腹部检查：腹部触诊或听诊时可以感触到胎儿肢体对子宫壁的冲击，腹壁较薄的孕妇，胎动也可看到。此种检查可在必需时证实有无胎动，多无助于对胎动异常的诊断。

（2）超声检查：超声显示胎心搏动和胎动消失是诊断胎儿存活与否的最灵敏和可靠的手段。多普勒超声血流测定可以通过对脐动脉、胎儿肾动脉及脑中动脉的有关参数如S/D比值、阻力指数及搏动指数等测定，监测胎儿在宫内的情况。

（3）胎心率与宫缩描记图：可同时观察胎动、子宫收缩和胎心变化之间的关系，如与超声结合，检测NST、羊水量、胎动、胎儿呼吸运动、胎儿肌张力等项目，做胎儿生物物理评分，可评估胎儿宫内状况。

（4）X线检查：主要用于鉴别死胎，胎儿死亡1～2d后，可发现胎儿体内有气体积聚征象，早期多见于心脏、主动脉、下腔静脉和门静脉，以后随着胎儿组织变软，可出现颅骨重叠、脊柱弯曲等征象。

【经验】

1.胎动消失是死胎的最早信号，一般于胎动消失后24～48h胎心消失。因此，当孕妇自我监护发现异常时，应到医院检查；自觉胎动消失，应急诊就医，以便明确诊断、及时治疗，尤其是妊娠后期胎肺发育已成熟，抢救及时可挽救胎儿生命。

2.明确胎动是否消失、胎儿是否存活的简单且直接的方法是立即做B超检查；如果胎儿存活并在妊娠后期，应做胎儿生物物理评分，立即做B超观察胎儿在宫内的状况。其次，详细询问病史及进行相应检查，做病因的鉴别诊断，针对病因做相应的治疗。

3.一般在胎先露入盆前胎动较能感觉，入盆后尤其是临产后就不易感到胎动，需靠仪器才能观察到。因此，孕妇主诉胎动消失往往发生在临产前，医生考虑较多的是胎儿窘迫造成死胎。

4.确定胎动消失的原因十分复杂，不少胎动消失或死胎有明确的原因，但也常因胎儿死亡已久，在宫内已浸软及变形，而母亲又无明显的自身原因而难以判断死因，或在处理死胎的同时由于技术上的欠缺无法寻找原因，而归于原因不明。另外，胎动消失或死胎往往是多原因的。例如，妊娠34周孕妇并发妊高征、胎盘早期剥离、低体重儿或臀位分娩，在确定原因时就比较困难。因此，应重视对死胎或死亡新生儿及其胎盘进行病理研究，并详细获取母亲的病史以便明确死亡原因，这对提高产科处理质量有十分重要的作用。

【治疗】

1.胎动消失且胎心正常，已至妊娠晚期估计胎肺已成熟且未临产，NST评分较差者，应立即剖宫产终止妊娠，这样胎儿尚有存活的希望；如已临产，宫口已开全或接近开全，先露已达＋3，无头盆不称则阴道产钳助产；如宫口开全，但先露高，阴道助产无把握者应迅速行剖宫产；宫口扩张小，不能短期内结束分娩者应行剖宫产。

2.胎动消失且胎心正常，如果胎肺尚未成熟，应进行病因治疗，积极治疗原发高危因素，改善胎儿宫内环境，同时促进胎肺成熟，严密监测胎儿安危，以便适时终止妊娠。

3.胎儿已死亡，应监测孕妇的凝血功能。如果正常可考虑引产，异常者应先纠正后引产，并注意预防产后出血和感染。分娩后，仔细检查胎儿、胎盘及脐带，并送病理检查，以进一步明确死亡原因。对产妇注意心理护理，对今后再次妊娠提出咨询建议。

## 第二十四节　胎儿窘迫

【概述】

胎儿在宫内有缺氧征象危及胎儿健康和生命者称为胎儿窘迫，这是导致胎儿或新生儿死亡的重要原因之一。有些胎儿窘迫经过积极处理、改善血氧供应后，可以继续观察，有些胎儿窘迫情况危急，必须立即终止妊娠。

【诊断步骤】

1.胎心听诊　胎心率持续＞160次/分或＜120次/分，意味着胎儿有缺氧的可能。若胎心听诊心音有力，说明胎儿尚能耐受缺氧；若胎心音弱而无力，则提示胎儿窘迫严重。

2.胎心电子监护

（1）观察胎心基线变异是否减小或消失，是否出现频繁变异减速或晚期减速。只要出现晚期减速，不论其振幅下降多少，均应想到与胎儿缺氧有关。持续发生典型的晚期减速，可确诊胎儿窘迫。变异减小及加速消失，则情况严重，是胎儿酸中毒的表现。重度心动过缓的常见原因是重度胎盘机能不足、妊娠仰卧位综合征、宫缩过强、脐带受压及胎盘早剥等。对于重度心动过缓伴随迟发性减速或重度变异减速，在解除原因或吸氧后并不能改善者，多为胎儿濒危征象。

（2）如果胎心监护NST无反应，应该进行B超生物物理评分，根据评分的高低分为可能有胎儿缺氧、怀疑有胎儿缺氧、有胎儿缺氧等几种类型。

3.观察羊水性状

（1）羊水粪染，质稠，是胎儿窘迫的表现之一。

（2）胎粪污染羊水的程度：

1）Ⅰ度：羊水黄绿色，质薄。

2）Ⅱ度：羊水黄绿色或深蓝色，质较厚。

3）Ⅲ度：羊水黄褐色，质厚且黏，可污染胎膜、胎盘甚至胎儿皮肤。凡Ⅱ～Ⅲ度胎粪污染者，应结合胎心率综合判断。

4.必要时采集胎儿头皮血测定pH值　当无法测定是否有胎儿酸中毒和缺氧时，可行胎儿头皮血PH值测定。如果pH值＜7.2，说明胎儿有缺氧和酸中毒。

【经验】

1.母亲有并发症时，如果伴有胎儿生长迟缓，说明已有胎儿慢性缺氧存在，宫内胎儿随时会发生意外，需密切随访胎动、胎心的变化。

2.胎心听诊：除注意胎心率外，还需注意胎心音的强弱，胎心音减弱，意味着胎儿对缺氧的耐受性降低或处于濒死状态。

3.听诊时必须持续至少1min，如有异常，应延长持续听胎心时间，并结合羊水量、质及胎粪污染与否和出现的时间等进行诊断。

4.单靠羊水胎粪污染并不能判断是否有胎儿窘迫，还需要看羊水胎粪污染出现的时间，以及是否伴有胎心率的改变。

(1)临产早期出现羊水胎粪污染，尤其是黏稠者，胎儿窘迫、新生儿窒息、新生儿胎粪吸入综合征发生率增加。

(2)在胎儿娩出期，胎粪的排出提示胎儿受压和应激反应，如无其他窘迫症状，不能完全提示胎儿窘迫。

(3)原来羊水清，经一段产程后出现胎粪污染、预后不良，胎儿窘迫发生率增加。

【治疗】

1.凡遇胎心率变化，立即改变体位，取左侧卧位、右侧卧位，甚至膝胸卧位。

2.吸氧，给予高流量纯氧，以面罩吸入。

3.及时行阴道检查，排除脐带脱垂。

4.抑制子宫收缩，宫缩过频可用硫酸镁，若因催产素应用引起子宫收缩，则立即停用。

5.无论何种原因，有下列情况出现应结束分娩：

(1)胎心率持续＞160次/分或＜120次/分。

(2)羊水Ⅲ度污染伴羊水减少。

(3)胎心监护示频繁早期减速、晚期减速、变异减速、基线变异消失。

6.分娩方式：

(1)胎儿窘迫发生于第一产程，如窘迫时间发生较短，短期内治疗有效，可继续观察，密切监护其进展。如治疗3 min内胎心无改善，胎心变化与胎粪污染羊水同时存在或胎心监护仪显示危险图形、胎儿头皮血pH值<7.20、羊水Ⅲ度污染，应立即剖宫产。

（2）发生于第二产程，先露部已达+2，可行阴道助产，缩短第二产程。

# 第四章　病理妊娠

## 第一节　妊娠剧吐

【概述】

一般情况下，孕妇在早孕期间可有头晕、倦怠、食欲不振、轻度恶心呕吐等早孕反应。早孕反应一般对生活工作影响不大，不需要特殊治疗，至妊娠12周前后自然消失。少数孕妇早孕反应严重，恶心呕吐，不能进食，影响身体健康，甚至危及生命，称为妊娠剧吐。其发生率为0.35%～0.47%。

【诊断】

1.症状

妊娠剧吐一般多见于年轻的初孕妇，在停经6周左右出现，首先是出现恶心、呕吐等早孕反应。以后呕吐现象加剧，严重时非但不能进食，即使是饮水都会导致呕吐。

2.体征

（1）体征　脱水貌，患者极度疲乏、消瘦，皮肤黏膜干燥，脉快，体温高，血压下降，黄疸，视网膜出血，尿量减少，病情严重时可引起代谢性酸中毒，患者可出现意识模糊、嗜睡。

（2）妇科检查　子宫大小与停经月份相符合。

（3）韦尼克-科尔萨科夫综合征　约30%的严重妊娠剧吐患者并发该综合征。该病为主要由维生素$B_1$缺乏引起中枢神经系统疾病。其病理变化为脑室和导水管周围灰质、小脑、丘脑背核、下丘脑和乳头体斑点出血坏死。临床表现为眼球震颤、视力障碍、步态和站立姿势受影响。急性期患者言语增多，以后逐渐发展为精神迟钝、嗜睡。突发起病者与卒中相似。该病可严重危及孕妇生命，如不及时治疗，约50%患者死亡。若治疗及时，患者病死率下降为10%。妊娠剧吐患者如出现精神迟钝、嗜睡、萎靡，应考虑本病。

3.检查

(1)尿妊娠试验阳性：B超检查示宫内早孕，应注意有无葡萄胎。

(2)尿常规检查：尿比重增加，酮体阳性，严重时出现尿蛋白和管型。

(3)水、电解质检查：水、电解质紊乱，钾、钠、氯、二氧化碳结合力均降低。

(4)肾功能检查：可有肝肾功能受损。

(5)其他：韦尼克-科尔萨科夫综合征时，脑电图检查示弥漫性慢波或正常，脑脊液检查蛋白质轻度增高，血丙酮酸含量显著升高。

4.诊断要点

(1)停经后出现恶心、呕吐等反应，严重时不能进食。

(2)皮肤干燥，脉搏加快，体温轻度升高，血压下降。严重时出现脱水、电解质紊乱，酸中毒以及体重下降。

(3)尿比重增加，可出现尿蛋白、尿酮体及管型。有肝肾功能异常、血红蛋白及血细胞比容升高。

5.鉴别诊断

需与引起呕吐的消化系统疾病以及神经系统疾病进行鉴别。

(1)急性胃肠炎　有不良饮食史，伴有腹痛、腹泻，粪便常规有白细胞，培养有致病菌生长，抗生素治疗有效。

(2)肠梗阻　腹痛、腹胀明显，可出现肠型，不排气，腹平片肠管内有液平面。

(3)胆囊疾患　右上腹疼痛明显，有压痛，B超可协助诊断。

(4)急性肝炎　有肝炎接触史，呕吐多较轻，肝炎血清免疫学阳性。

(5)脑膜炎　流行季节发病，神经系统检查有异常，脑脊液检查异常。

(6)葡萄胎　也可以表现为严重的呕吐，通过超声检查发现宫内无妊娠囊以及胚胎，可以见到“雪花状”回声或“蜂窝状”图像。

【治疗】

1.轻度呕吐　尿酮体阴性者，解除思想顾虑，鼓励进食。饮食宜清淡、易消化，少食多餐，避免能引起呕吐的因素。适当休息，并给予维生素$B_1$、维生素$B_2$、维生素$B_6$、维生素$B_{12}$、维生素C及镇静剂等。

2.中、重度呕吐　尿酮体“+～+++”者，应住院治疗，最初2～3天禁食。每日至少静脉滴注葡萄糖注射液及复方乳酸钠葡萄糖注射液（乳酸钠林格注射液）总量3000mL，包括必需氨基酸及脂肪乳，加入维生素C 2.0g、维生素$B_6$ 100mg、15%氯化钾20mL。记录尿量，每日尿量应≥1000mL。纠正电解质紊乱及酸中毒，必要时保肝治疗。

上述治疗不满意者，可加入肾上腺皮质激素，如氢化可的松200~300mg加入5%葡萄糖注射液500mL静脉滴注。经以上治疗一般2~3d可以缓解病情，如病情不缓解，出现下列情况，应考虑终止妊娠：体温持续38℃以上，心率超过120次/分或出现黄疸；持续蛋白尿，出现多发性神经炎及神经性体征；有颅内或眼底出血经治疗不好转者；出现韦尼克脑病。

3.韦尼克–科尔萨科夫综合征的治疗　大剂量维生素$B_1$ 500mg静脉滴注或肌内注射，神经症状缓解后，维生素$B_1$每日50~100mg，至足够进食。应终止妊娠，绝对卧床休息。治疗出院后继续给予足量各种维生素。经治疗后眼部症状可缓解，但共济失调、前庭障碍和记忆障碍不能立即恢复。

【病情观察】

对于妊娠剧吐的患者，除需要观察症状和体征的变化以外，还要对尿液进行随访，了解是否有尿蛋白、尿酮体以及管型的出现。在血液检查方面，主要是注意有无肝肾功能异常，以及血细胞比容升高。

【病历记录】

如果需要终止妊娠，应该在病史上记录终止妊娠的指征，并要求患者签署知情同意书。

【注意事项】

1.医患沟通

（1）由于妊娠剧吐往往和精神紧张、情绪不稳定有一定的关系，只对患者仅仅用药物治疗是不够的。医务人员还需要与患者进行良好的沟通，并进行相应的心理护理。

（2）由于妊娠剧吐可能在下次妊娠时再次发生。因此，在决定终止妊娠时需要和患者及其家属进行沟通，并告知有再次发生的可能。

2.经验指导

（1）妊娠剧吐一般多见于年轻的初孕妇，既往无特殊病史，往往和患者的精神紧张、情绪不稳定有一定的关系。

（2）除了补充液体以外，还要注意补充维生素，特别是B族维生素，因为B族维生素的缺乏会导致严重的韦尼克脑病。

# 第二节 流产

【概述】

妊娠于28周前终止，胎儿体重不足1000g，称为流产。妊娠不足12周发生流产者称为早期流产，发生于12周至不足28周者称为晚期流产。按流产的发展过程分为先兆流产、不全流产、难免流产和完全流产。胚胎在子宫内死亡超过2个月仍未自然排出者称为过期流产。自然流产连续3次或3次以上者称为习惯性流产。

早期流产的原因多数是遗传因素（如基因异常），其次为母体因素（如孕妇患急性传染病、胎儿感染中毒死亡、黄体功能不足等）。此外，母儿双方免疫不适应或血型不合亦可引起流产，晚期流产则因宫颈内口松弛、子宫畸形等子宫因素所致。

【诊断】

1.症状

流产主要症状为停经后出现阴道出血和腹痛。孕12周前发生的流产，开始时绒毛与蜕膜剥离，血窦开放，出现阴道出血、下腹部疼痛。晚期流产的临床过程与早产及足月产相似，先出现腹痛，后出现阴道出血。各类流产又有各自的特征。

（1）先兆流产　是流产的最早阶段，以阴道少量出血，时下时止，淋漓不断，色淡暗红或淡红，或仅为少量血性物；或伴有轻度腹痛、下坠和腰酸。子宫大小与停经月份相符合，宫口未开。

（2）难免流产　流产已发展成不可避免，阴道出血增多且超过月经量，阵发性腹痛加剧。子宫口已开大，或胎膜已破，在宫口可见到胚胎或胎盘。

（3）不全流产　常发生在妊娠8周以后，多在难免流产的基础上发展而成。胚胎已排出，但胎盘组织的全部或部分仍在宫腔内。子宫收缩差，阵发性腹痛仍较重，阴道出血多，如不及时行宫腔清理，妊娠组织残留宫腔内可导致出血不止，而致重度失血性贫血，甚至造成休克或死亡。宫口开大，或见胚胎组织物堵塞宫口，有活动性出血，子宫增大较孕月小。

（4）完全流产　妊娠产物均已全部从宫腔排出，流产过程已经完成。阴道出血不多，宫口关闭，腹痛减轻。

（5）过期流产　又称稽留流产。胚胎或胎儿在宫内死亡后仍在宫腔内稽留一段时间。患者停经后有先兆流产症状，间或有少量咖啡色阴道分泌物，子宫逐渐缩小。血、尿妊娠试验由阳性转为阴性，或滴定度下降与孕月不符。

（6）感染性流产　在妊娠产物完全排出宫腔之前伴有宫腔感染者为感染性流产。常见于不全流产、稽留流产、过期流产患者。除有流产症状以外，可有高热、寒战、腹痛。下腹部有明显的压痛及反跳痛，腹肌较紧张。子宫及附件有压痛，阴道有灼热感，或有脓性白带或败酱样血性物，有臭气。感染扩散后，可导致败血症、中毒性休克。

（7）习惯性流产　其临床经过与一般流产相同。宫颈内口松弛者常于妊娠中期，自宫颈内口突出，宫颈管逐渐缩短、扩张。患者多无自觉症状，一旦胎膜破裂，胎儿迅速排出。

2.体征

妇科检查阴道内有不同量、不同颜色的血性分泌物或血块。宫颈着色变软，子宫外口可有不同程度的扩张或有组织嵌顿，子宫增大、变软。先兆流产者子宫大小与停经月份相符，其他类型的流产子宫大小多小于停经月份。这取决于妊娠物是否已经排出。并发感染时子宫有压痛，严重者伴有腹膜刺激症状。

3.检查

（1）实验室检查

1）妊娠试验：用早孕诊断试条可于停经3～5天即出现阳性结果。另外，可行血β-hCG的定量测定，并进行跟踪观察，以判断先兆流产的预后。

2）激素测定：血中孕激素测定在先兆流产的诊断及预后评估方面有较实用的价值，研究表明在异常妊娠（包括异位妊娠）中，99%的患者血孕酮水平低于25mg/mL，如孕激素水平低于5mg/mL，则无论是宫内或宫外妊娠，妊娠物均已死亡。有人认为，如B超检查已见孕囊，血β-hCG水平＜1000U/mL，血清孕激素水平＜5mg/mL，宫内妊娠物基本已死亡。

（2）特殊检查

1）B超检查：可根据妊娠囊的形态、大小、有无胎心搏动及胎动情况，确定胚胎或胎儿是否存活，并协助诊断流产的类型。宫颈内口关闭不全患者，B超下可见宫颈内口呈漏斗状扩张，直径一般＞15mm。

2）病理检查：对于阴道排出的组织。可以用水冲洗寻找绒毛以确定是否为妊娠流产。对于可疑的病例，要将组织物送病理检查以明确诊断。

4.诊断要点

（1）生育年龄妇女，既往月经规律，若有月经过期，出现早孕反应，妇科检查子宫增大，尿妊娠试验阳性应诊断为妊娠。

（2）妊娠后阴道出血、下腹坠痛、腰骶酸痛，要考虑流产的可能。流产可以分为多种类型，在诊断时需要根据不同的病史、临床表现及辅助检查来进行判断和区分。

5.鉴别诊断

需与异位妊娠及葡萄胎、功能失调性子宫出血、盆腔炎及急性阑尾炎等进行鉴别。

（1）异位妊娠　特点是有不规则阴道出血，可以有腹痛，但是常为单侧性；超声检查显示宫腔内无妊娠囊，在宫腔以外部位，特别是输卵管部位可见妊娠囊或液性暗区；hCG水平比较低，倍增时间比较长。

（2）葡萄胎　特点是有不规则阴道出血，子宫异常增大且软，触摸不到胎体，无胎心和胎动；B超检查显示宫腔内充满弥漫的光点和小囊样无回声区；hCG水平高于停经月份。

（3）功能失调性子宫出血　特点是有不规则阴道出血，子宫不增大，B超检查无妊娠囊，hCG检查阴性。

（4）盆腔炎、急性阑尾炎　一般无停经史，尿妊娠试验阴性，hCG水平正常，B超检查示宫腔内无妊娠囊，血白细胞总数$>10\times10^9$/L。

【治疗】

1.先兆流产

（1）一般治疗　卧床休息，避免性生活。

（2）药物治疗

1）口服维生素E，每次10mg，3次/天。

2）肌内注射孕酮，每日20mg，共2周。

3）肌内注射hCG，每日1000U，共2周；或隔日肌内注射hCG 2000～3000U，共

2周。

（3）其他治疗　经过治疗后进行定期随访，如阴道出血停止，B超检查提示胚胎存活，可继续妊娠。若症状加重或B超发现胚胎、胎儿死亡时，及时手术终止妊娠。

2.难免流产

治疗原则是尽早排出妊娠物。

（1）药物治疗　晚期流产时，子宫较大，可给静脉滴注缩宫素，具体方法是缩宫素10～20U加入5%葡萄糖500mL静脉滴注；加强子宫收缩，维持有效的宫缩。

（2）手术治疗　早期流产时行吸宫术或刮宫术。晚期流产当胎儿及胎盘排出后，检查是否完整，必要时行清宫术。

3.不全流产

（1）药物治疗　出血时间长，考虑感染可能时应给予抗生素预防感染。

（2）手术治疗　用吸宫术或钳刮术清除宫腔内妊娠残留物，出血量多者输血。

4.完全流产

一般不予特殊处理，必要时给予抗生素预防感染。

5.稽留流产

胚胎死亡时间长。可能会发生机化与子宫壁粘连，也可能会消耗凝血因子，造成凝血功能障碍，导致大量出血，甚至弥散性血管内凝血（DIC）。因此，在处理前应先进行凝血功能检查：血常规、出凝血时间、血小板计数、纤维蛋白原、凝血酶原时间、血浆鱼精蛋白副凝试验（3P试验）、血型检查并做好输血准备。

1.一般治疗　凝血功能异常者，先输注血制品或用药物纠正凝血功能，然后进行引产或手术。

2.药物治疗　凝血功能正常者，口服己烯雌酚，每次5～10mg，3次/天，共3～5天，以提高子宫肌对缩宫素的敏感性。子宫＞12周者，可以用缩宫素、米索前列腺醇、依沙吖啶引产。具体方法：缩宫素10U加入5%葡萄糖500mL静脉滴注；米索前列腺醇0.2mg塞于阴道后穹隆，每隔4h1次；依沙吖啶50～100mg，溶于5mL注射用水，注射到羊膜腔内。

3.手术治疗　子宫＜12周者可行刮宫术，＞12周者需要行钳刮术。若胎盘钙化并与宫壁粘连较紧，手术应特别小心，防止子宫穿孔，一次不能刮净，可于5～7天后再次刮宫。如凝血功能障碍，应尽早使用肝素、纤维蛋白原及输新鲜血等，待凝血功能好转后，再行引产或刮宫。

6.习惯性流产

在下次妊娠之前，需要测定夫妇双方的ABO和Rh血型、染色体核型、免疫不合的有关抗体，以明确病因，对发现的异常情况进行相应的治疗。

（1）如果女方的卵巢功能和甲状腺功能异常，应及时补充孕酮、甲状腺素。

（2）如果有生殖道畸形、黏膜下肌瘤、宫颈功能不全等，应及时手术纠正。

（3）如果是自身免疫性疾病，可以在确定妊娠以后口服小剂量阿司匹林（每日25mg），或泼尼松（每日5mg），或是皮下注射肝素（每12h 5000U）治疗，持续至分娩前。目前推荐阿司匹林为首选方案，因为其效果肯定且不良反应比较少。

（4）如果黄体功能不足或原因不明的习惯性流产，当有怀孕征兆时，可按黄体功能不足给予孕酮治疗，每日10～20mg肌内注射，或hCG 3000U，隔日肌内注射1次，确诊妊娠继续给药直至妊娠10周或超过以往发生流产的月份，并嘱其卧床休息，禁性生活，补充维生素E，注意心理疏导，安定患者情绪。

（5）如果是男方精液异常，则进行相应的治疗。

【病情观察】

对流产患者除了要观察主要症状如腹痛和阴道流血的变化以外，还要了解子宫的大小、宫颈口是否扩张、是否有妊娠物、胎膜是否破裂以及双侧附件的情况。近年来，B超检查在流产的诊断和观察中起了越来越重要的作用。通过超声检查可以了解有无妊娠囊、胚胎或胎儿的大小、胎儿是否存活、是否有出血等，结合临床表现基本上可以确定是哪一种类型的流产。

【病历记录】

1.在门诊病历记录时，对流产患者的询问要详细，特别要重视记录既往生育史、月经史以及末次月经情况。

2.如果没有条件做超声检查，在诊断流产时不要忘记考虑异位妊娠的可能性，并记录已经向患者和（或）家属交代异位妊娠的可能。

【注意事项】

1.医患沟通

（1）对先兆流产的患者进行检查之前，要解释检查的必要性和安全性并征得患者的同意，因为检查会对子宫带来一定的刺激。如果没有征得患者的同意就进行检查，一旦出现流产，患者往往就会认为是检查本身造成了流产，从而引起不必要的纠纷。

（2）超声检查时，如果妊娠囊平均直径超过20mm还没有胚胎出现，胚胎的头臀径超过5mm还没有胎心搏动，则胚胎存活的可能性比较小，一般建议行刮宫术。但是对于多年不孕，切盼胎儿的患者，可以考虑其继续观察的要求，不要强求其接受刮宫，而在1～2周后再次复查。在极少数的情况下，可能会出现胚芽和胎心。

（3）对于有停经、腹痛以及阴道流血且要求保胎的患者，仅仅靠妇科检查不能诊断先兆流产，在保胎之前切记要进行超声检查，以确认是宫内妊娠。因为部分有此症状的患者是异位妊娠，盲目保胎会导致严重的后果，因此在保胎之前要向患者和家属强调超声检查的必要性。即使是超声检查在宫内见到妊娠囊，也不能完全放心，因为在异位妊娠患者中，有时宫内会出现假妊娠囊。所以保胎过程中一旦出现症状和体征的突然改变，要想到异位妊娠的可能性。

2.经验指导

（1）早期流产多数是先有阴道流血，然后有腹痛，或是两者同时出现；而晚期流产则类似于早产，往往是先有腹痛，然后阴道流血。

（2）在所有妊娠中，有30%左右会出现阴道出血，出血患者中有一半注定要流产，流产最常见的原因是胚胎染色体异常。

（3）在超声检查时，如果妊娠囊平均直径超过20mm，还没有胚胎出现，胚胎的头臀径超过5mm还没有胎心搏动，则胚胎存活的可能性比较小。但是对于有疑问的病例，应该在几日以后再复查1次。

（4）流产最需要和异位妊娠进行鉴别诊断，因为一旦发生误诊，会危及患者生命安全。

（5）妊娠8周之前，胚胎和蜕膜组织多数可以完全排出，出血不多。妊娠12周之后，胎盘已经完全形成，一般是先有腹痛，然后将胎儿和胎盘排出，在发生妊娠物残留时出血比较多。在妊娠8～12周时，胎盘绒毛生长良好，流产时容易发生残留，出血可能会比较多。

（6）使用hCG保胎有一定的效果，但是还需要大样本、前瞻性的研究来判断其效果。

（7）超声检查时，如果子宫内容物厚度超过5mm，一定有组织残留，可以通过药物治疗促进残留物的排出，并不是所有人都需要刮宫。

（8）流产后要告诫患者不主张在3个月内再次怀孕，如果怀孕，流产率比较高。

## 第三节　前置胎盘

【概述】

前置胎盘指妊娠28周后胎盘覆盖于子宫下段，甚至下缘达到或覆盖于子宫颈内口处。前置胎盘是妊娠晚期的严重并发症，也是妊娠晚期出血的常见原因。按胎盘边缘与子宫颈内口的关系，前置胎盘可分为3型：①完全性前置胎盘（中央性前置胎盘），子宫颈内口完全为胎盘组织覆盖；②部分性前置胎盘，子宫颈内口部分为胎盘组织覆盖；③边缘性前置胎盘，胎盘主要附着于子宫下段，其下缘虽已靠近子宫颈内口，但不覆盖内口。此外，如胎盘下缘附着于子宫下段，其与子宫颈内口相距在7cm以内，称为胎盘低置。

【诊断】

1.症状

前置胎盘的典型症状是妊娠晚期或临产时发生无诱因、无痛性反复阴道出血。宫颈外口扩张，附着于子宫下段及宫颈内口的胎盘前置部分不能相应伸展而与其附着处分离，血窦破裂出血。前置胎盘出血前无明显诱因，初次出血量一般不多，剥离处血液凝固后，出血自然停止；也有初次即发生致命性大出血而导致休克。由于子宫下段不断伸展，前置胎盘出血常反复发生，出血量也越来越多。阴道出血发生迟早、反复发生次数、出血量多少与前置胎盘类型有关。完全性前置胎盘初次出血时间早，多在妊娠28周左右。边缘性前置胎盘出血多发生于妊娠晚期或临产后，出血量较少。部分性前置胎盘的初次出血时间、出血量及反复出血次数介于两者之间。

2.体征

（1）子宫大小与妊娠周数符合，可有宫缩，间歇时子宫可完全松弛。

（2）胎位清楚，可伴有胎位异常，如横位、臀位或胎先露高浮。

（3）耻骨联合上方或侧方有时可闻及与孕妇脉搏一致的吹风样的胎盘血管杂音（胎盘附着在子宫下段前壁时）。

（4）于休克状态时，可伴有胎心变化，甚至胎心消失。

3.检查

（1）实验室检查　查血常规、血小板、出凝血时间以了解贫血的程度及排除凝血功能障碍性疾病。

（2）超声检查　B超已成为诊断前置胎盘的最基本方法，从胎盘显像可看到其边缘与宫颈内口的关系，从而确定前置胎盘的诊断和类型，其最大优点为准确、无创伤及可重复性。在妊娠中期，B超检查约1/3的胎盘位置较低甚至越过内口，但是以后随子宫长大，宫体上升、下段形成、胎盘随之上移，故妊娠中期B超检查发现胎盘低置时，不宜过早作出诊断，应嘱患者随访，以观察其位置的变化。

（3）产后胎盘及胎膜检查　见胎盘边缘或部分胎盘有凝血块，胎膜破口距胎盘边缘在7cm以内提示胎盘前置。

4.诊断要点

（1）在妊娠中、晚期，反复出现无痛性阴道出血。

（2）胎头高浮，臀位的发生率比较高。严重出血者的胎心率可变快、减慢，甚至消失，耻骨联合上缘及两侧有时可听到吹风样杂音，速率与孕妇脉搏一致。

（3）B超检查发现胎盘位置比较低，甚至达到或覆盖宫颈内口。

5.鉴别诊断

（1）胎盘早剥　阴道出血伴腹痛及宫底升高，胎心变化或消失，贫血貌与阴道出血不成比例。

（2）胎盘边缘血窦破裂　多为发生于36周后的无痛性阴道出血。其特点为胎盘位置正常，产后可见胎盘边缘的血窦破裂，边缘粗糙，血块不大但较硬，常有裂隙。胎膜破口距胎盘边缘大于7cm。

（3）宫颈病变　如息肉、糜烂及肿瘤。B超提示胎盘位置正常，阴道检查可见宫颈病变，必要时病理协助诊断。

【治疗】

应根据前置胎盘的种类、出血量的多少、发病早迟、胎次、胎位、胎儿存活情况、是否临产、宫口开大程度、有无休克等全面考虑，选择恰当处理方法。临床上常采用以下几种方法：

1.期待治疗　适用于阴道出血量不多、全身情况好、妊娠在孕34周内的患者。在确保母体安全的前提下，可等待胎儿成长达到或接近足月，以提高胎儿存活率。患者应住院静卧，给予镇静及止血药物，积极纠正贫血。必要时可给予宫缩抑制剂，如硫酸沙丁胺醇、硫酸镁等。等待期间应严密观察阴道出血情况，配血备用。

2.终止妊娠 对阴道大出血或反复多次出血者、胎儿存活已足月者，应终止妊娠并根据具体情况，选择终止妊娠的方式。

（1）剖宫产术：是处理前置胎盘的主要手段，若胎盘位于子宫下段前壁多主张做下段偏高的横切口或古典式剖宫产以避开胎盘。

（2）阴道分娩：适用于边缘性或低置性前置胎盘，先露已入盆，出血不多，已临产，估计短时间内可以结束分娩者。

1）备血，输液后行阴道检查，予人工破膜。

2）破水后腹部包扎，促使胎先露下降，压迫胎盘。

3）加强宫缩：5%葡萄糖500 mL及缩宫素2.5 U静脉滴注。

4）若破膜后仍有出血，若胎露不下降，胎儿存活者，应立即行剖宫产。若胎儿已死亡，可用头皮钳牵夹胎儿头皮或牵出胎足，以压迫胎盘止血并促使胎儿下降。此法有大出血危险，应有输血准备。

3.预防产后出血及感染 当胎儿娩出后，及早使用宫缩剂，以防产后大出血。产时、产后给予抗菌药物，预防感染，并注意纠正贫血。

4.紧急情况转运 在无条件进行手术的地方，发现此种大出血患者，应迅速建立静脉通道，立即送附近具备治疗条件的医院，不可冒险进行阴道检查及肛门检查。

【病情观察】

1.诊断明确者 主要观察患者的出血量、血压变化、血红蛋白变化；同时还要注意胎心情况。了解是否有胎心率加快或是减慢。

2.诊断未明者 及时进行B超检查，了解胎盘位置与宫颈口的关系，明确诊断。

【病历记录】

1.门诊病历的书写

（1）要详细询问并记录患者的症状、末次月经、继续分娩、人工流产、刮宫、产褥感染及引产史、生育史。

（2）对于位置比较低的前置胎盘，特别是中央性前置胎盘，一般在诊断以后就建议住院观察治疗。如果患者或家属拒绝入院治疗，应在门诊病历上记录并要求患者或家属签字。

2.住院病历的书写　详细记录患者的病情变化，特别是患者的阴道出血量以及胎心的变化。在终止妊娠或切除子宫之时，要记录这么做的理由，事先要获得患者及家属的知情同意并签字。

【注意事项】

1.医患沟通

（1）位置比较低的前置胎盘，特别是中央性前置胎盘，在保守治疗的过程中很容易发生阴道出血，甚至是危及母亲和胎儿生命安全的大出血。在明确诊断以后，需要向患者和家属解释出血的风险和危害，以期得到患者和家属对治疗方案的理解和配合。

（2）对于有中央性前置胎盘和合并胎盘植入的患者，还需要告知患者及其家属，如果各种止血的措施失败，最终可能会需要切除子宫。

2.经验指导

（1）怀疑有前置胎盘，特别是中央性前置胎盘时，不主张进行阴道检查，因可致大量出血。目前诊断前置胎盘最简单且可靠的方法是B超检查。

（2）在前置胎盘患者，胎盘植入的发生率增加。因此，在终止妊娠前要进行详细的超声检查，以明确诊断。

（3）胎盘下缘与宫颈内口的关系可以随着子宫下段的延伸而发生变化，因此前置胎盘的分类随着妊娠孕周的增加、产程的进展可以发生变化。在进行临床处理时，按照最后一次检查的分类来决定。

（4）剖宫产术前后应有新生儿科医师在场，并做好新生儿复苏准备。

（5）若因当地条件有限且难以就地处理，应立即做阴道大纱条堵塞，转院治疗，并有医师陪送。

（6）无论剖宫产还是经阴道分娩，贫血应予迅速纠正，并用抗生素以预防感染。

（7）注意预防产后出血，前置胎盘不仅能引起产前出血，还易并发产后出血，由于子宫下段肌肉组织皮薄，收缩力差，既不能使附着的胎盘完全剥离，又不能使胎盘剥离后的血窦关闭，故出血量较多。

# 第四节 胎盘早剥

【概述】

妊娠20周后，正常位置的胎盘在胎儿娩出前部分或全部从子宫壁分离，称为胎盘早剥。胎盘早剥在我国发生率为4.6%～21%，因起病急、发展快，故是妊娠中、晚期的严重并发症，处理不及时可危及母儿生命。临床可分为3类。①显性型剥离：剥离出血沿胎膜与子宫壁间从宫颈口流出；②隐性型剥离：出血不能外流而积聚于胎盘与子宫壁间，或渗入羊膜腔内；③混合型剥离：介于两者之间。

【诊断】

1.症状

（1）腹痛　一般表现为轻微腹痛，胎盘剥离面比较大时表现为严重的持续性腹痛，少数患者因为剥离面比较小而不表现为腹痛。

（2）阴道出血　取决于早剥的类型，出血量比较少的隐性型可以没有阴道出血；显性型和混合型则表现为不同程度的阴道出血。

（3）休克症状　出血量达到一定程度时，患者可出现恶心、呕吐、面色苍白、脉细速而呈休克状态。

2.体征

（1）轻型　以外出血为主，胎盘剥离面通常不超过胎盘的1/3，分娩期多见。主要症状为阴道出血，量较多、色暗红，伴轻度腹痛或无腹痛，贫血体征不明显。腹部检查：子宫软，宫缩有间歇，子宫大小与妊娠周数相符，胎位清楚，胎心率多正常。若出血量多，胎心可有变化。腹部压痛不明显或仅有局部轻压痛。产后检查见胎盘母体面有凝血块及压迹。

（2）重型　以内出血和混合性出血为主，胎盘剥离面超过胎盘面积的1/3，有较大的胎盘后血肿，多见于重度妊高征。主要症状是突然发生的持续性腹痛、腰酸、腰背痛，疼痛程度与胎盘后积血量多少呈正相关，严重时可出现恶心、呕吐、面色苍白、出汗、脉弱、血压下降等休克征象。可无阴道出血或少量阴道出血及血性羊水，贫血程度与外出血量不相符。腹部检查：子宫硬如板状，有压痛，以胎盘附着处显著；若胎盘附着于子宫后壁，则子宫压痛不明显，但子宫比妊娠周数大，宫底随胎盘后血肿增大而增高。偶见宫缩，子宫多处于高涨状态，子宫收缩间歇期不能放松，因此胎位触不清楚。若剥离面超过胎盘面积的1/2，胎儿因缺氧死亡，故重型患者胎心多已消失。

3.检查

（1）实验室检查

1）血常规检查：可以出现不同程度的血红蛋白水平下降，但是阴道出血量不一定和血红蛋白下降程度呈正比。血小板减少，出凝血时间延长。

2）尿常规检查：在出血量比较多，导致肾脏受损害时，可表现出不同程度的肾功能减退。

3）凝血功能检查：如怀疑有DIC，应进行纤维蛋白原定量、凝血酶原时间、部分凝血活酶时间测定，在纤溶方面可进行凝血时间及血浆鱼精蛋白副凝试验（3P试验）。

（2）特殊检查　B超检查底蜕膜区回声带消失，常为早剥的最早征象。在胎盘及子宫壁之间出现液性暗区或界限不清，常提示胎盘后血肿存在。如见胎盘绒毛板向羊膜腔内凸出，乃胎盘后血肿较大的表现。然而，B超检查阴性，不能除外胎盘早剥。仅25%的胎盘早剥病例可经B超检查证实，但B超检查有助于除外前置胎盘。

4.诊断要点

（1）症状　有创伤史、胎膜早破、重度妊高征等病史。根据病情轻重腹痛程度不一。轻者可无或仅有轻微腹部胀痛，重者出现腹部剧烈持续性疼痛和腰酸、腰痛。可有不同程度的阴道出血。重者可伴有恶心、呕吐、冷汗，甚至晕厥、休克等。

（2）体征　子宫张力增大，可呈硬板状，压痛明显。子宫底升高，胎位不清。常伴有胎心音变化或消失。可有脉搏增快、血压下降、贫血及休克体征。

（3）辅助检查　超声检查有时会发现胎盘后有液性暗区。

5.鉴别诊断

（1）前置胎盘　表现为反复出现的无痛性阴道出血，阴道出血量与贫血程度成正比，一般无腹痛及胎儿窘迫。通过超声检查可帮助鉴别。

（2）先兆子宫破裂　先兆子宫破裂与重度胎盘早剥的临床表现相类似，但是先兆子宫破裂往往有子宫瘢痕史。在进入产程后出现头盆不称、梗阻性难产，往往有强烈的子宫收缩，子宫下段有压痛甚至出现病理性子宫缩复环。

（3）产后出血　胎盘早剥可致子宫肌层发生病理改变影响收缩而易出血，且一旦发生DIC，产后出血不可避免，必须提高警惕。

【治疗】

胎盘早剥若处理不及时，严重危及母儿生命，故应及时诊断，积极治疗。

1.纠正休克　对处于休克状态的危重患者，积极开放静脉通道，迅速补充血容量，改善血液循环。休克抢救成功与否，取决于补液量和速度。最好输新鲜血，既可补充血容量又能补充凝血因子，应使血细胞比容提高到0.30以上，尿量＞30mL/h。

2.及时终止妊娠　一旦确诊重型胎盘早剥应及时终止妊娠。根据孕妇病情轻重、胎儿宫内状况、产程进展、胎产式等，决定终止妊娠方式。

（1）阴道分娩：以外出血为主，Ⅰ度胎盘早剥患者一般情况良好，宫口已扩张，估计短时间内能结束分娩可经阴道分娩。人工破膜使羊水缓慢流出。缩小子宫容积，用腹带裹紧腹部压迫胎盘，使其不再继续剥离，必要时静脉滴注缩宫素缩短第二产程。产程中应密切观察心率、血压、宫底高度、阴道出血量及胎儿宫内状况，一旦发现病情加重或出现胎儿窘迫征象，应行剖宫产结束分娩。

（2）剖宫产：指征为Ⅱ度胎盘早剥，特别是初产妇，不能在短时间内结束分娩者；Ⅰ度胎盘早剥，出现胎儿窘迫征象，需抢救胎儿者；Ⅲ度胎盘早剥，产妇病情恶化，胎儿已死，不能立即分娩者；破膜后产程无进展者。剖宫产取出胎儿胎盘后，立即注射宫缩剂并按摩子宫。发现有子宫胎盘卒中，配以按摩子宫和热盐水纱垫湿热敷子宫，多数子宫收缩转佳。若发生难以控制的大量出血，可在输鲜血、新鲜冷冻血浆及血小板的同时行子宫次全切除术。

3.并发症的处理

（1）凝血功能障碍：必须在迅速终止妊娠、阻断促凝物质继续进入母血循环基础上纠正凝血机制障碍。

1）补充凝血因子：及时、足量输入新鲜血及血小板是补充血容量和凝血因子的有效措施。输纤维蛋白原更佳。每升新鲜冷冻血浆含纤维蛋白3g，补充4g可使患者血浆纤维蛋白原浓度提高1g/L。

2）肝素的应用：是个有争议的问题，目前多数学者主张在DIC高凝阶段应及早应用肝素，禁止在有显著出血倾向时应用。还应注意使用剂量，因子宫剥离面的存在，使用小剂量肝素更为安全，如在使用肝素前补充凝血因子，可加重DIC，故应慎重选择用药时机。

3）抗纤溶药物的应用：应在肝素化和补充凝血因子的基础上应用抗纤溶药物。常用的药物有氨甲环酸、氨甲苯酸等，亦可用氨基己酸，但不良反应稍大。

（2）肾衰竭：若尿量＜30mL/h，提示血容量不足，应及时补充血容量；若血容量已补足而尿量＜17mL/h，可给予20%甘露醇500mL快速静脉滴注，或呋塞米20～40mg静脉注射，必要时可重复用药，通常1～2h尿量可以恢复。若短期内尿量不增且血清尿素氮、肌酐、血钾进行性升高，并且二氧化碳结合力下降，提示肾衰竭。出现尿毒症时，应及时行透析治疗以挽救孕妇生命。

（3）产后出血：胎儿娩出后立即给予子宫收缩药物，如缩宫素、麦角新碱、米索前列醇等；胎儿娩出后人工剥离胎盘，持续子宫按摩等。若仍有不能控制的子宫出血，或血不凝、凝血块较软，应快速输入新鲜血补充凝血因子，同时行子宫次全切除术。

【病情观察】

1.诊断明确者　在分娩前观察患者的阴道出血量，母亲的血压、脉搏、呼吸、尿量、胎心变化。分娩后观察子宫收缩情况、产后出血量以及是否有肾衰竭的征象。

2.诊断未明者　及时进行超声检查。并根据临床表现明确诊断。

【病历记录】

1.门诊病历的书写

（1）要详细询问并记录患者的症状，并对所进行的检查，特别是B超检查进行详细记录，即使是阴性结果，也要予以记录。要告知患者，即使是B超检查没有发现胎盘早剥，也不能除外其诊断。

（2）如果患者拒绝入院进行观察和进一步的治疗，在劝说无效后应进行书面记录，最好能有患者本人的签字。

2.住院病历的书写　详细记录患者的病情变化，特别是患者的阴道出血量以及胎心的变化。在终止妊娠或切除子宫之时，要记录这么做的理由，并且事先要获得患者及其家属的知情同意签字。

【注意事项】

1.医患沟通

（1）隐性胎盘早剥时，胎盘后血液渗入子宫肌层，造成肌肉纤维的分离断裂及变性，导致子宫收缩乏力、产后出血，应用子宫收缩剂也不能很好地收缩子宫。因此，一旦出现子宫卒中，需要及时和患者家属沟通，使之做好子宫切除的心理准备。

（2）出现比较严重的胎盘早剥时，往往会伴有胎心的变化。胎心减慢到60～80次/分时，如果能够在很短的时间内娩出胎儿，新生儿还有存活的机会；如果处理不及时，可能会导致剖宫产术后新生儿仍不能存活的情况。在这种情况下应该选择手术，还是放弃治疗，需要患者和家属在短时间内作出决定，并签署选择治疗方案的知情同意书。

2.经验指导

（1）与前置胎盘不一样，胎盘早剥的阴道出血量并不一定代表全部的出血量，部分或绝大出血可以积在宫腔内，而只表现为少量出血或无出血。因此，阴道的外出血与患者的休克往往不成比例。

（2）在怀疑有胎盘早剥而又没有条件进行超声检查、胎儿已经成熟时，可以行人工破膜，见到羊水呈血性，则基本上可以明确诊断。

（3）孕期发生创伤或腹部受撞击后要首先考虑发生胎盘早剥的可能性，要及时听胎心和进行超声检查。即使没有发现异常，也不能放松警惕，需要在短期内观察母亲的症状和胎心的变化，并进行超声的复查。

（4）妊娠晚期避免长时间仰卧位及外伤。行外转胎位术纠正胎位时操作必须轻柔，不能强行倒转。对羊水过多与多胎妊娠分娩时，避免宫内压骤减。行羊膜腔穿刺前做胎盘定位，穿刺时避开胎盘。人工破膜时，应选宫缩间歇期高位穿刺，缓慢放出羊水。

## 第五节 羊水过多

【概述】

正常妊娠时在妊娠36周后羊水量逐渐减少，足月时羊水量在800 mL左右。在妊娠任何时期内羊水总量超过2000 mL者称为羊水过多。羊水过多发病率为0.5%～1%，并发糖尿病时发病率高达20%，可由多胎妊娠或一些母儿疾病引起，但30%羊水过多无任何病因。羊水过多者18%～40%并发胎儿畸形，以神经管畸形为主。

【诊断】

1.症状

（1）子宫明显大于妊娠月份　常于产前检查时发现宫高、腹围均明显大于同期妊娠子宫，妊娠图可见宫高曲线超出正常百分位数。

（2）呼吸困难　多见于急性羊水过多，常于孕20～24周发生，由于羊水快速增多，数日内子宫急剧增大，横膈上抬，出现呼吸困难，不能平卧，甚至出现发绀。腹部张力过大，患者可感到疼痛、食量减少、发生便秘。由于增大的子宫压迫下腔静脉，影响血液回流，可引起下肢及外阴部水肿及静脉曲张。慢性羊水过多多发生于妊娠28～32周，数周内羊水缓慢增多，多数孕妇能适应，无明显自觉症状，多于产前检查时发现。

2.体征

腹部明显膨隆，宫高、腹围均明显大于妊娠月份，腹壁皮肤发亮、变薄。触诊时感到皮肤张力大，有液体震颤感，胎位不清，有时扪及胎儿部分有浮沉感，胎心遥远或听不到。如为急性羊水过多，则可有发绀、下肢及外阴水肿及静脉曲张。

3.检查

（1）实验室检查　如有羊水过多，通常需考虑有无胎儿畸形可能。有开放性神经管缺陷的胎儿（如无脑儿、脊柱裂及脑脊膜膨出等），羊水中甲胎蛋白（AFP）值超过同期正常妊娠平均值3个标准差，血清AFP值超过同期正常妊娠平均值2个标准差以上。

（2）特殊检查

1）B超检查：以单一最大羊水暗区垂直深度（AFV）测定表示羊水量的方法，AFV超过7 cm即可考虑为羊水过多；若用羊水指数（AFI）法，则AFI＞18 cm为羊水过多。经比较，AFI法显著优于AFV法，当AFV法发现羊水过多时需以AFI法测定羊水量。B超检查可见胎儿在宫腔内只占小部分，胎儿与子宫壁间的距离增大，肢体呈自由体态，漂浮于羊水中。并可同时发现胎儿畸形、双胎等。

2）羊膜囊造影及胎儿造影：可了解胎儿有无消化道畸形，但羊膜囊造影可能引起早产、宫内感染，且造影剂、放射线对胎儿有一定损害，应慎用。

4.诊断要点

（1）孕20周后体重增加明显，腹部明显大于妊娠月份。

（2）B超检查示羊水过多。

5.鉴别诊断

诊断羊水过多时需与双胎妊娠、葡萄胎、巨大儿、胎儿水肿等相鉴别。

（1）双胎妊娠　宫高、腹围明显大于妊娠月份，产科检查时可触及两个胎头，可于不同部位闻及两个频率不同的胎心音，B超检查可见两个胎头光环及两个胎心搏动。

（2）葡萄胎　停经后有不规则阴道出血史，有时阴道可排出葡萄串样组织，早孕反应较剧烈。体检时子宫明显大于妊娠月份，但宫体较软，不能触及胎体，不能闻及胎心音。B超检查可见增大的宫腔内充满弥散分布的光点和小囊样无回声区，呈落雪状图像，无胎儿结构及胎心搏动征，血β-hCG明显高于同期妊娠。

（3）巨大儿　孕妇常合并有糖尿病史及巨大儿分娩史。产科检查发现宫高、腹围大于正常妊娠月份，先露高浮。B超检查提示胎头双顶径＞10cm，胎儿腹围及股骨长径均大于同期胎儿。

【治疗】

羊水过多的处理，主要应视胎儿是否畸形、孕周以及羊水过多的程度而定。合并胎儿畸形者，根据畸形的程度决定是否终止妊娠；当胎儿发育正常，轻、中度羊水过多无须处理，重度羊水过多可予以治疗，吲哚美辛治疗羊水过多药效显著，但不良反应明显。当羊水过多引起腹痛或呼吸困难时，可行羊水穿刺。

1.羊水过多合并胎儿畸形　一般应终止妊娠，终止妊娠的方法应根据具体情况加以选择。行人工破膜，静脉滴注缩宫素，或应用前列腺素等方法。破膜时应以高位破膜器破膜，也可以用针头刺一个小孔，让羊水缓慢流出，使宫腔内压力逐渐降低，以免宫腔内压力骤减而引起胎盘早剥。如果破膜过程不慎，胎膜破口过大，羊水大量涌出，应以手堵住宫口，或垫高臀部，以减缓流速。重度羊水过多者，为了安全也可先经腹穿刺放羊水，待宫腔压力降低后再引产。如果宫颈条件较好，已经完全容受，胎儿一般可在短时间内分娩；若宫颈不成熟，往往需要缩宫素或前列腺素等准备宫颈条件，在24h后引产。羊水流出后，于宫底部加一沙袋，增加宫内压力，防止出现腹腔压力突然减少导致的并发症。产程中注意孕妇心率、血压等生命体征。同时观察是否有阴道出血。密切注意胎盘早剥的早期表现，一旦出现应及时处理。

2.羊水过多而胎儿正常　在这种情况下，根据羊水过多的程度和胎龄决定处理方式。若妊娠足月，胎儿成熟，可以考虑终止妊娠。若孕周较小，胎儿尚未成熟，宜在密切监护下继续妊娠，必要时住院观察。

轻度或中度羊水过多不必治疗。许多文献认为吲哚美辛治疗羊水过多有效。吲哚美辛的用量为1.5～3mg/kg。但是应用吲哚美辛最大的顾虑是可能引起胎儿动脉导管狭窄或过早关闭。应用多普勒超声检查动脉导管的血流，孕妇应用吲哚美辛后，胎儿动脉导管的血流减少。但尚未发现该现象持续性存在，并且常发生在34周之后，因此，在妊娠34周后禁用。亦有报道吲哚美辛与新生儿的颅内出血、支气管肺发育不全以及出血坏死性小肠炎等发病有关。

3.羊膜腔穿刺术　羊膜腔穿刺的指征是当羊水过多引起子宫张力增高引起腹痛，或增大的子宫压迫引起呼吸困难。治疗目的是暂时缓解孕妇的压迫症状，争取时间促胎肺成熟；同时获取羊水检测L/S比值，判断胎肺成熟度。但是，羊膜腔穿刺术可以诱导宫缩，引起早产。

羊膜腔穿刺术的方法：术前行B超检查或术中B超引导以确定穿刺点，尽量避开胎盘附着的部位，并且穿刺能到达羊水池。定点后，以18号套针穿入羊膜腔，用静脉输液管把羊水引到放置在地上的容器。注意放液速度不应超过500mL/h，放液量在1500～2000mL，拔出穿刺针后要局部压迫止血。术中要求无菌操作，术后B超检查，排除胎盘早期剥离。且密切观察孕妇的生命体征。

【病情观察】

1.羊水过多诊断明确者，应进一步检查以明确有无胎儿畸形。

2.无胎儿畸形的孕妇应注意观察是否有明显腹胀、呼吸困难等。

3.症状较轻者应定期观察羊水量的变化。

【病历记录】

1.门诊病历的书写

（1）要详细询问并记录孕妇有无合并糖尿病、ABO或Rh血型不合，有无妊高征、急性肝炎、严重贫血史等高危因素。

（2）羊水过多者告知应该进行产前诊断，以了解胎儿是否有染色体异常或其他畸形，如果患者和家属拒绝，则需要其在告知书上签字。

2.住院病历的书写　在进行放羊水之前，应告诉患者可能的并发症，并由患者知情同意签名。

【注意事项】

1.医患沟通

（1）在临床工作中，一旦诊断羊水过多，须告知患者和家属胎儿畸形的发生率较高。即使无明显的胎儿畸形时，也应告知有些畸形需要出生后才能明确诊断，甚至出生后很长一段时间方能表现出来。

（2）羊水过多时易发生胎膜早破或胎膜破裂后的脐带脱垂，危及胎儿。因此要告知患者，一旦阴道有流液则需绝对平卧，同时尽快到医院，且不主张步行到医院。

2.经验指导

（1）孕妇腹部大于停经月份时，要认真仔细地进行产科检查，以四步触诊法初步判断羊水是否过多。如果估计羊水量比较多，需要通过超声检查进一步确定羊水量。

（2）要尽可能了解羊水过多的原因，由于胎儿畸形的发生率比较高，需要请有经验的超声科医师检查。在超声检查时要特别注意是否有胎儿神经管发育异常，如果有怀疑，需要配合检查AFP等生化指标。

（3）约30%病例不合并有孕妇、胎儿或胎盘的异常，此种情况称特发性羊水过多。

（4）一般羊水量超过3000mL才出现机械性压迫所引起的临床症状，羊水量越多，发生时间越短，则临床症状越明显。急性羊水过多约占2%，大多发生于妊娠20～24周。慢性羊水过多约占98%，多见于妊娠28～32周。

（5）放出过多羊水可引起早产。放羊水应在B超监测下进行，防止损伤胎盘及胎儿。严格消毒防止感染，酌情用镇静保胎药，以防早产。

（6）在引产时，先经腹部穿刺放出部分羊水，压力减低后再做人工破膜，可避免胎盘早剥。

# 第五章 产褥感染

## 第一节 常见感染高危因素

1.孕产妇全身的情况

孕产妇全身情况的改变，导致抵抗力下降，特异性和非特异性免疫防御机制下降，阴道局部损伤的修复能力下降，容易出现感染。

（1）营养状况不佳和贫血，此两项因素目前只是考虑与感染有关系，但尚缺乏有力证据。

（2）孕产妇的经济状况和社会地位：与产褥感染有关系，经济状况越差、社会地位越低，产褥感染可能性越大。

（3）白细胞减少，免疫系统缺陷。

（4）白蛋白低：全身水肿，如妊娠高血压疾病、肾病综合征。

（5）妊娠糖尿病或妊娠合并糖尿病：血糖控制不良，出现酮症酸中毒。

（6）长期应用甾体类激素或免疫抑制剂。

（7）分娩过程中产程过长，出现产后虚脱。

2.生殖系统微生态空间和环境的改变

（1）阴道菌群失调　妊娠期间合并真菌性阴道炎或人乳头状瘤病毒感染，这些病原体感染可以导致明显的阴道菌群失调，非优势菌增殖明显。在分娩过程中由于阴道和生殖道生态环境的改变，容易出现感染性疾病。临床工作中多数产褥感染并不一定全合并细菌性阴道炎或人乳头状瘤病毒感染，其他类型病原体更常见。研究发现下生殖道拭子培养存在B族链球菌、沙眼衣原体、人支原体和阴道加德纳菌与产后感染有关。胎膜完整的产妇、绒毛膜和羊膜培养出解脲支原体的产妇，剖宫产后发生产褥感染的概率增加。总之，上述各种增加产褥感染的因素都是生殖道菌群失调或微生态失衡的一种表现形式。

（2）阴道菌群的广度转移　正常情况下，女性生殖道的正常菌群存在于阴道和子宫颈黏液栓的下1/3，而子宫颈黏液栓的上2/3、子宫下段、子宫腔和羊膜腔都是无菌的。早产、胎膜早破、保胎时间过长或临产胎膜破裂后产程时间过长、分娩过程中阴道或宫腔操作过多，子宫颈管、子宫下段、子宫腔和羊膜腔则出现细菌，细菌的种类、数量随着个体阴道内菌群的种类、破膜时间、产程长短的不同而不同，时间越长，细菌数量越多，甚至出现脓性羊水。研究发现，胎膜早破6h以上的产妇在剖宫产过程中取羊水做细菌培养，需氧菌和厌氧菌的阳性率为63%。

如果患者合并糖尿病和阴道菌群失调感染，胎膜早破未及时诊断，这种感染更加严重。

另外，值得强调的是胎膜早破和羊膜腔感染的因果关系。胎膜早破可以导致宫腔感染，随着时间的延长，感染的概率不断增加。阴道或宫颈管内菌群失调、亚临床或临床感染，羊膜腔亚临床或临床感染同样是破膜的原因，这些感染导致羊膜感染并诱发宫缩，羊膜感染后相对弹性差，宫缩导致羊膜腔内压力增加，这些因素目前考虑是胎膜早破的主要原因。所以，胎膜早破和局部感染互为因果关系。

（3）阴道菌群的深度转移　生殖道感染，除细菌沿生殖管道表面的上行扩散外，还在不同的部位如阴道、子宫颈、子宫腔、输卵管通过破损的黏膜直接侵犯或沿淋巴管逐渐向深层结缔组织转移，转移的主要部位是盆底的结缔组织和腹膜。如在分娩过程中，由于各种原因产后宫腔内出现细菌，并不断繁殖，进一步通过子宫创面和淋巴组织感染子宫肌层、子宫浆膜层、子宫旁和盆底的结缔组织和淋巴系统，使相应部位出现感染性炎症。部分患者甚至出现静脉系统感染，造成感染性血栓性静脉炎，随着脓毒败血症的出现造成全身器官和组织的转移性脓肿。

此外，阴道或生殖道的深度和广度转移并不是孤立的，往往同时并存。

3.局部产道损伤和创面过多、面积过大

分娩过程中，生殖道往往出现多处损伤，产后留下多处创面，为细菌定植和繁殖提供了场所，为细菌入侵深部组织建立了门户。阴道分娩过程中常常出现的损伤部位为外阴和会阴体裂伤、阴道侧切和裂伤、子宫腔胎盘剥离面。对于剖宫产，常见的损伤部位是子宫腔胎盘剥离面、子宫切口、腹壁损伤等。这些损伤是多发的，面积相对较大，产后需要一定的修复时间。在分娩过程中如果患者局部或全身抵抗力降低，局部细菌数量多、毒力强，则可能导致感染。

4.胎盘胎膜组织、血块残留及引流问题

无论剖宫产和经阴道分娩，由于阴道和子宫颈不能像腹壁一样进行严格的消毒，又有直肠排出物可能造成污染，所以产后的产道部将受到细菌污染，但并不是每位患者都出现感染，即使感染也不是所有部位都出现感染。人体所有腔包括生殖道、呼吸道、肠道、泌尿系统、胆道系统甚至汗腺和皮脂腺，功能维持正常的最重要一点是保证通畅的引流，引流不畅是导致这些器官和系统功能异常和合并感染的重要原因。如果没有通畅引流，各种分泌物就会积聚，成为细菌寄生的营养物质，最后导致感染。对于产褥感染引流问题更加重要。

产褥期导致上述异常的主要机制：

（1）子宫腔内胎盘、胎膜或凝血块不能顺利剥离、脱落或排出，子宫复旧不良，出血多，这些物质可以成为细菌和厌氧菌重要的培养基，造成局部组织感染，形成恶性循环。

（2）阴道侧切特别是产钳后侧切伤口，缝合过程中未关闭无效腔或未完全止血，造成血肿，如果不能顺利引流，则会出现细菌感染，甚至形成脓肿。

（3）剖宫产、止血不彻底，子宫切口周围或腹壁腹直肌前鞘周围容易形成血肿，如果不能引流，可以出现血肿感染并形成脓肿。

5.剖宫产感染

剖宫产后的产褥感染与普通阴道分娩后的产褥感染有不同者处，主要表现在感染的部位和表现形式。剖宫产后子宫切口感染，切口愈合不佳，特别是子宫左侧的切口，常表现为产后2～4周无痛性子宫出血，剖宫产子宫切口周围和腹壁切口腹直肌前鞘周围形成血肿继发感染，往往需要手术引流进行治疗。剖宫产腹壁和子宫瘘，往往是子宫切口周围血肿感染，不但经过子宫切口在子宫下段部位进入生殖道进行引流，还可通过腹壁各层切口引流，这是一个处理极其困难的问题；除这种瘘之外，还可以出现脓液向肠道、阴道和膀胱引流的现象，形成相应的瘘或窦道。

剖宫产后感染与双胎和年龄因素有关。研究发现双胎妊娠剖宫产子宫炎的发生率是单胎妊娠剖宫产子宫炎的3倍，腹部伤口的感染率双胎是单胎的2倍。17岁或以下的产妇剖宫产后子宫炎的发生率为44%，而35岁及以上的产妇子宫炎的发生率为15%。

剖宫产出现感染的原因有很多，除与经阴道分娩后感染的诸多因素相同外，还与该手术技术密切相关的特殊因素，包括无菌操作、充分止血和缝合技术等。临床上剖宫产前进入产程的时间、剖宫产时产程进展程度、剖宫产时破膜时间、剖宫产前阴道操作的次数等，这些因素是剖宫产后造成各种感染的重要原因。

## 第二节　常见致病菌

女性生殖系统感染的致病菌多种多样，可以分为特异性和非特异性两类，而对于产褥期生殖系统感染最常见的是非特异性细菌感染。这些非特异性感染病原菌种类复杂，但总的规律是这些细菌都是来自阴道或肠道的正常菌群。正常情况下，女性生殖道不同部位有不同的微生态环境，但在阴道分娩或剖宫产过程中发生明显变化，由于各种防御机制或保护措施的存在，产后并不出现感染；当这些保护机制出现异常情况时，如出现上述高危因素，则可以出现产褥感染。

妇科和产科属于手术科室，日常工作中关于手术和创伤的感染问题具有普遍性，同时由于妇科和产科的特点具有其自身特点。

1.手术和创伤后常见病原菌

不同国家、地区和医院手术创伤感染的病原菌不同，有各自的特点，但主要分为2类：①该类病原菌最常见，包括铜绿假单胞菌、肠杆菌科细菌和金黄色葡萄球菌；②该类病原菌相对少见，但与滥用抗生素有关，导致一些原本不致病的细菌发生感染，如一些厌氧菌、肠杆菌科细菌和真菌。

（1）革兰阴性杆菌

1）假单胞菌属：是一群需氧、无芽孢和荚膜，有鞭毛，氧化酶阳性的革兰氏阴性杆菌，有200多种，广泛存在于自然界、医院的环境中，是人体的正常菌群之一，存在于皮肤和肠道。手术、大面积烧伤或严重开放性创伤、化疗、放疗、激素治疗、慢性消耗性疾病，使用各种导管、内镜检查和治疗，这些因素可以导致机体局部或全身抵抗力下降，容易引起感染。最常见的菌种是铜绿假单胞菌感染，临床上常称为绿脓杆菌感染。

2）肠杆菌科细菌：是一大类生物性状相似的革兰阴性杆菌，广泛存在于水、土壤和腐败物质中，是人和动物的肠道菌群之一，属于过路菌。此类细菌有100多个菌种，临床上可以分离40多个菌种。它们除引起肠道感染性疾病外，还可以引起手术伤口和手术部位的感染、尿路感染和败血症。

大肠埃希菌属于此类细菌，为人肠道正常菌群，临床常引起上述感染。

沙雷菌属是革兰阴性小杆菌，是肠道正常菌群之一。过去认为是无害的环境污染菌，现在不但发现其具有侵袭性，而且对常用抗生素耐药，目前已成为一种重要的致病菌。该类细菌与医院内感染的暴发流行有关，可以引起肺炎、败血症、泌尿系统感染、输血和外科手术后感染。

变形杆菌同样广泛存在于自然界中，是人肠道正常菌群之一，也是人类手术和创伤后感染的重要病原菌。

3）克雷伯菌属：为革兰阴性、无鞭毛、无芽孢兼性厌氧菌，是人咽部、胸部手术的常见致病菌，是各种原因导致肺部感染的常见致病菌。

4）不动杆菌属：是一类不发酵糖类的革兰氏阴性杆菌，广泛分布于自然界，是人皮肤、呼吸道、胃肠道和生殖道的正常菌群之一，外科手术后、创伤后和医源性感染的脑膜炎、中耳炎、败血症和泌尿生殖道感染中检出率很高，非发酵菌中仅次于铜绿假单胞菌。

（2）革兰阳性球菌

1）金黄色葡萄球菌和表皮葡萄球菌：是外科手术和创伤后感染最常见的病原菌，且常常导致化脓、坏死和脓肿形成。

金黄色葡萄球菌是人上呼吸道和皮肤的正常菌群，含有各种侵袭性酶和外毒素，常可以进入血液引起血源性传播性感染。金黄色葡萄球菌容易产生耐药性，而且是多药耐药性，近来发现某些菌种对万古霉素耐药。葡萄球菌在一定条件下可以形成细胞壁缺欠状态，尤其长期暴露在抗生素的情况下，可以导致耐药和漏检。

表皮葡萄球菌是人皮肤和黏膜的正常菌群，可以产生细胞外黏质物，附着于菌体表面，具有抗吞噬、抑制细胞免疫和阻止抗生素渗透的作用。表皮葡萄球菌还具有多重耐药性，是外科手术和创伤重要的和常见的病原菌。

2）肠球菌属：是人类肠道的正常菌群之一，在手术和创伤的感染中仅次于葡萄球菌的感染，是手术后感染和尿路感染的常见病原菌。肠球菌容易进入血液，形成败血症并播散。临床上应该以预防为主，因为该类细菌对多数抗生素都耐药。

3）链球菌属：链球菌属是人口腔和消化道的正常菌群之一，也是手术和创伤后常见感染的病原菌。该类细菌由于具有多种酶类，很容易形成菌血症、败血症和脓毒败血症，结果造成常见的感染性心瓣膜损伤和肾脏损伤。

（3）常见厌氧菌属

1）类杆菌属：是革兰氏阴性无芽孢厌氧杆菌，是人类肠道正常菌群之一，属于原籍菌，占手术和创伤后感染所分离细菌的1/4。厌氧菌包括脆弱类杆菌、普通类杆菌和多形类杆菌等，是手术后和创伤后的内源性感染的重要类型。

2）消化球菌属：是革兰氏阳性专性厌氧球菌，包括厌氧消化链球菌、不解糖消化链球菌等9种，是人类口腔、消化道、上呼吸道和女性生殖道的正常菌群之一，也是临床手术和创伤后感染分离的重要菌种之一。胸部、腹部和妇产科手术后的化脓性感染常常是需氧菌和厌氧菌的混合感染，所分离的厌氧菌中消化链球菌为最常见菌种之一。

（4）常见致病真菌　假丝酵母菌（念珠菌）是人类口腔、肠道和生殖道的正常菌群之一，可以引起浅部和深部乃至全身的感染。假丝酵母菌感染占真菌感染的80%，其中白假丝酵母菌约占假丝酵母菌的70%，也就是说白假丝酵母菌感染约占真菌感染的60%。引起真菌假丝酵母菌感染的诱因如下：

1）全身或局部抵抗力或免疫力低下或严重降低，如包括大型手术或严重创伤、病程较长的慢性消耗性疾病、长期应用大量激素或免疫抑制剂等。

2）局部正常菌群紊乱，如长期应用广谱抗生素。

假丝酵母菌在真菌感染中最常见，其他真菌还包括曲霉菌和毛霉菌。两者都属于条件致病菌，在机体免疫力低下的情况下导致感染，通常病情危重，病死率较高。

2.妇产科手术生殖道感染的常见病菌

妇产科手术后引起感染的细菌的种类很多，主要是来自阴道的菌群，属于内源性感染，常见菌种有以下几种。

（1）需氧的革兰氏阳性球菌　如金黄色葡萄球菌、表皮葡萄球菌、草绿色链球菌属、B族链球菌、粪链球菌等。

（2）需氧的革兰氏阴性杆菌　如大肠埃希菌、奇异变形杆菌、克雷白杆菌属、阴道加德纳杆菌等。

（3）厌氧菌　如消化链球菌属、消化球菌属、类杆菌、脆弱类杆菌、梭形杆菌属等。

# 第三节　类型、临床表现和处理

一、外阴阴道裂伤和阴道侧切伤口

（一）临床表现

分娩过程中，特别是第二产程胎头娩出过程中，会阴部和阴道常出现撕裂伤，严重程度不一。另外，会阴侧切应用很普遍，也会造成外阴和阴道的损伤。产褥期外阴和阴道可以出现感染，感染通常发生在这些损伤或切开的区域。外阴和阴道发生感染的原因如下：

1.无论这些损伤是医源性的还是非医源性的，都是一个创面，为细菌定植、繁殖以及入侵创造了条件。

2.修补后，有缝线作为异物。

3.由于恶露的问题以及外阴和阴道的湿润、多菌的条件，尽管有上述多种容易导致感染的原因，但产后侧切伤口和修复的撕裂口感染并不多见，来自多项大样本的研究显示：侧切伤口感染发生率为0.05%～2%，平均小于0.5%。

外阴侧切或裂伤伤口感染后，产妇表现为发热，常常感觉到局部灼热、排尿时烧灼感、疼痛甚至排尿困难、尿潴留，局部表现为伤口红肿，触摸硬、压痛明显，有浆液性、血性或脓性渗出物。伤口裂开非常常见，多数伤口感染表现为伤口裂开，而侧切伤口裂开80%的原因为感染。部分患者可以出现单侧或双侧腹股沟淋巴结肿大。

阴道裂伤或切口感染表现为黏膜充血、水肿，黏膜表面覆盖的脓性分泌物增多，黏膜坏死脱落出现溃疡，时间较长者可以表现为阴道粘连或尿瘘。

外阴和阴道感染通常由于伤口和裂开而顺利引流，很少形成深部组织感染、脓肿形成、向盆腔扩散或血行转移。但在极少数情况下特别是糖尿病患者，感染可以由侧切伤口进一步向周围及深部组织侵犯或扩散，出现严重的坏死性筋膜炎。坏死性筋膜炎可以累及盆底的各层肌肉和筋膜，甚至可以延及大腿、臀部和腹壁等。坏死性筋膜炎通常在产后3～5d出现临床症状，临床症状多种多样，最重要的特征是严重感染中毒症状和明显外阴以及周围组织的水肿。

（二）治疗

1.引流　和所有外科伤口一样，一旦发现会阴侧切伤口感染，要迅速拆除缝线。正常情况下，会阴Ⅰ度裂伤伤口缝线可以24h拆除，Ⅱ度裂伤伤口缝线48h拆除，会阴侧切伤口缝线4d后拆除。发现感染立即拆除缝线的目的是达到伤口感染部位的充分引流，必要时拆除缝线后需要进一步扩大切口以方便引流。

2.清创　清除缝线、严重感染和坏死的组织。在处理的过程中，早期加盖敷料，湿透后随时更换。要每天检查伤口，如果发现坏死组织或暴露缝线随时清理。

3.应用广谱抗生素　清创时可以进行细菌培养和药物敏感试验，根据结果选择敏感抗生素。临床工作中，细菌培养和药敏试验需要一定时间，所以通常在结果回报前应用广谱抗生素。一般在引流、清创后24～48h就可以见效。细菌试验的结果回报后，根据综合治疗效果、细菌种类和药敏结果进行评估，决定是否停止应用抗生素、继续巩固应用、增加其他抗生素或改变抗生素的使用方案。一般所选择的抗生素需要针对链球菌、粪肠球菌、坏死梭杆菌和粪杆菌等。应该注意抗生素不要大量无限期使用，局部炎症明显好转后可以停止使用。

4.外阴冲洗和坐浴　用1：5000的高锰酸钾溶液每天对外阴和伤口进行冲洗和坐浴，每天2次，坐浴时间每次10～15min。

5.外阴湿敷　外阴肿胀明显，可以在上述治疗的基础上采用50%硫酸镁进行湿敷。部分产钳患者，手术后外阴切口周围肿胀明显，如未发现明确的感染，可以在严重观察下首先进行湿敷，通常效果满意。

6.物理治疗　采用恰当的频谱仪或激光等对伤口进行理疗，可以加速伤口的恢复。

7.修补手术　为传统治疗原则，对于外阴感染性伤口修补需要在3～4个月后进行。在这段时间内进行上述各种综合治疗，达到切口和周围组织的感染和结缔组织炎症消退，创面有新鲜组织，特别是感染的伤口通常是产钳手术后较严重的Ⅱ度和Ⅲ度裂伤。但20世纪80年代后，相继有学者对感染的侧切伤口进行早期修复，本文只对早期修补术的要点进行描述，而且许多问题与传统修补类似。

（1）时机：经过上述处理，通常在1周前后伤口周围水肿消退，创面渗出减少，表面为粉红色的新鲜肉芽组织，此时可以进行二次缝合。

（2）术前准备：主要是根据需要进行必要的肠道准备。

（3）手术：手术在局麻下进行，注意伤口周围的组织层次和肛门括约肌，要求逐层对合，不但要保证外阴的结构和外观的恢复，还要考虑手术后肛门括约肌的功能和阴道的功能。注意直肠前壁，这种手术容易出现直肠前壁的损伤，造成直肠阴道瘘，如发现不及时，进一步修补非常困难。

（4）术后处理：术后处理同样很关键，包括：①一般修复可以进食营养丰富的无渣饮食。②如果修复直肠黏膜，需要禁食48～72h然后进食无渣半流3～5d，以保证5d不排便。应用阿片酊（0.5mL，3次/天，共3d）或复方樟脑酊（2mL，3次/天，共3d），可以延缓排便时间。③术后第5天，为防止便秘和排便困难，需要应用缓泻剂，如蓖麻油或液状石蜡。通常睡前服用，二者均为20～30mL，单次。④排便后拆线。⑤坚持外阴冲洗和坐浴，2～4次/天。⑥应用高热灯物理治疗。⑦术后继续应用广谱抗生素。⑧伤口愈合前禁止进行各种阴道操作和直肠检查。⑨术后6周内禁止性生活。

8.坏死性筋膜炎　当临床诊断或高度可疑坏死性筋膜炎时，进行外科清创是最重要措施，主要是对感染组织进行广泛的清创术，范围包括会阴伤口甚至腹部、臀部和大腿的筋膜，必要时需要在相应部位的表面皮肤进行开窗。坏死性筋膜炎在不进行广泛性清创的条件下，病死率相当高，进行广泛性清创，病死率约为50%。

二、子宫颈的感染

（一）临床表现

分娩过程中，子宫颈裂伤很常见，且阴道局部和子宫颈都存在细菌，所以产褥期子宫颈癌实际发生率比较高。由于子宫颈位置深，且不容易发现，又因为感染常位于表面，可顺利通过阴道引流，很少产生明显的全身症状或局部盆腔的改变，所以临床上诊断产后急性子宫颈炎并不多见，相应的针对性治疗措施不完善。

产后子宫颈炎由于单独存在，无全身症状和局部症状，未及时治疗，最后出现慢性子宫颈管内膜炎。临床上慢性子宫颈炎主要是产后急性子宫颈炎迁延而致。

产后子宫颈炎也可以向子宫特别是盆腔结缔组织扩散，表现为产后急性盆腔炎、盆腔结缔组织炎等，此时出现临床症状，处理不及时可以进一步扩散或转为慢性炎症。

产后子宫颈裂伤伤口过度向上延伸，可以超过穹隆直接与阔韧带相通，发现不及时，感染可以直接在阔韧带出现，形成局限或弥漫性的化脓性炎症，临床症状明显，后果严重。

（二）处理

临床很难单纯诊断产后急性子宫颈炎，尚无针对性的措施，但基于其发生的原因和结果，应注意如下两点：

1.认识产后急性子宫颈炎，必要时考虑或做出诊断并进行处理。

2.在产后，具有子宫颈损伤的高危因素或可疑子宫颈损伤需要详细检查，明确子宫颈损伤后根据部位和损伤程度进行恰当的修补。

三、产褥期子宫感染及并发症

产褥期最常见的感染是子宫感染，包括子宫内膜炎、子宫肌层、宫旁组织和浆膜层。

（一）常见诱因

目前的研究发现，造成产褥期子宫感染的诱因很多，如前文描述的高危因素中许多因素，比较肯定且明显相关的是分娩方式、胎膜破裂距离分娩的时间以及产程长短。

剖宫产是产后子宫感染最重要的因素，对于剖宫产而言，子宫和盆腔感染与正常分娩不同之处在于：

1.剖宫产子宫上增加一个切口，这个切口是细菌入侵的重要场所。

2.子宫切口外和膀胱腹膜反折之间常常在手术中形成潜在的腔隙，并有血液或液体残留，手术中的细菌直接污染可以造成感染并形成脓肿。

3.剖宫产过程中，腹腔肯定受到来自宫腔的细菌污染，可以导致腹膜炎。

4.腹壁切口感染，同样由于术中污染而形成，比较常见，剖宫产较阴道分娩增加的感染种类是腹壁切口感染、裂开、切口周围脓肿、腹壁坏死性筋膜炎、剖宫产切口周围脓肿、子宫切口感染至晚期产后大出血等。

作为一个独立、重要的相关因素，剖宫产较阴道分娩明显增加产后子宫感染的可能性。临床工作中，许多剖宫产是在具有产科指征的条件下进行，如经过阴道试产失败，出现产科指征或胎儿异常的条件下进行剖宫产。这种剖宫产往往有如下特点：①存在急症状态，手术准备仓促；②患者经历一段产程，体力和精力消耗较多，存在酸中毒；③产程中多次阴道检查或肛查，多次阴道操作包括人工破膜、产钳失败等；④胎膜破裂距离分娩时间长，羊膜腔和胎儿受到细菌污染甚至感染的概率增加；⑤剖宫产过程中，由于多种原因，发生子宫切口重度损伤、宫缩乏力和产后出血等的概率增加；⑥此类患者往往可能合并过度肥胖、糖尿病、巨大儿和经济条件差等特殊因素。所以分析这些问题时一定进行多因素分析，明确这些因素中的影响因素和伴发因素。

过去认为，产程过程中阴道检查与肛查比较，进行阴道检查和超过3次阴道检查可以增加产褥期子宫感染的发生率。分娩过程中，阴道、宫颈和破膜后的子宫腔都有细菌存在，阴道检查并不能在本质上改变这些分隔符的细菌状态。国内近20年进行多个大样本对照研究，发现阴道检查代替肛查并不会增加产褥感染的概率，且阴道检查可以提高产程中宫颈评估的准确性。过去的结论可能存在统计学上的偏差。对于以肛查为基础的医院，进行阴道检查和多次阴道检查往往与困难的阴道试产、阴道手术产和剖宫产密切联系，其中关键问题还是上述的3个因素，包括分娩方式、胎膜破裂距离分娩的时间以及产程长短。

（二）病理过程和发病机制

正常分娩后，子宫腔不再处于无菌状态，细菌常在原胎盘附着的部位定植、生长，引起局部蜕膜炎或其下的子宫肌炎。这些细菌很容易通过淋巴途径和血液途径扩散，导致子宫感染并发症的出现。

子宫感染并发症指感染扩散到宫旁组织和盆腔腹膜，引起输卵管周围炎、输卵管肌炎、盆腔结缔组织炎、盆腔脓肿、盆腔腹膜炎和弥漫性腹膜炎。感染还可以入血形成败血症、脓毒败血症，导致转移性肺脓肿或中毒性休克的发生。

（三）诊断

1.病史和高危因素　注意患者是否具有产褥感染的高危因素，如低收入、低文化水平、产前阴道炎、糖尿病、贫血、胎膜早破、阴道分娩产程长、产钳助娩、阴道或直肠检查过多、宫腔操作和剖宫产等因素。

对胎膜早破保胎后剖宫产和阴道试产失败的剖宫产患者，尤其需要注意产褥感染的发生。

2.症状

（1）发热：是诊断产后子宫炎最重要的标准。产后一旦出现发热，特别是持续性发热，一定要警惕子宫感染。产褥子宫感染的发热通常在产后第3～4天出现，为持续性发热。对于感染局限在子宫内和子宫肌层者可能仅仅表现为发热，体温通常在低热水平。当出现子宫感染并发症时，则可以出现全身中毒症状，如寒战、头痛、心动过速、恶心、意识模糊等，同时表现为持续高热或弛张热。

（2）腹痛、胃肠道和泌尿系统症状：对于较轻的子宫内膜或肌层感染，患者并不表现为腹痛；当出现并发症时，可以出现持续下腹痛甚至全腹胀痛，患者表现为恶心、呕吐、直肠和膀胱刺激症状。

3.体征

（1）体格检查：当炎症仅局限于子宫内膜和部分子宫肌层时，常规腹部检查可能无压痛、反跳痛和肌紧张等体征，唯一的表现是子宫复旧不良伴或不伴子宫体部轻压痛。当炎症向周围扩散、腹腔播散时，子宫复旧不良明显，子宫体压痛明显，下腹部压痛、反跳痛，甚至出现全腹腹膜炎和麻痹性肠梗阻的表现。

乳腺、伤口、肺部和双侧肾区查体无明显阳性体征。

（2）妇科检查：阴道分泌物增多，脓性伴有异味恶露，但阴道分泌物增多不具有特异性。正常恶露也可能具有一定的异味，轻型和重型产褥感染的恶露在性质上可能无明显区别。

阴道侧切伤口、阴道、子宫颈可能无明显阳性发现，注意产后数天子宫颈外口附着少量白色脓苔不具有明确意义。

子宫颈口可能有脓性或粉色浑浊脓性分泌物流出。

子宫体复旧不良，压痛，子宫旁压痛或冰冻骨盆，双侧附件触诊不清。

4.实验室检查

（1）血常规检查：围生期孕妇和产妇白细胞生理性增高，但在合并产褥感染的情况下，白细胞常增高达$20 \times 10^9$/L或以上，且伴有核左移。

（2）尿常规和镜检：尿常规发现少量白细胞在产褥期是正常的情况，但如果镜检发现大量白细胞，则具有一定的意义。

（3）细菌培养：对明确产褥感染非常重要，标本可以来自阴道、子宫颈、子宫腔、开腹探查腹腔的脓性分泌物、各种活检组织和血液。但阴道和子宫颈分泌物意义较差，容易对治疗和诊断造成误导。子宫腔、开腹探查腹腔的脓性分泌物、各种活检组织和血液具有一定的可靠性。注意细菌培养的取材时机、取材方法、标本送检、结果分析，细菌培养同时进行药物敏感试验。

5.影像学检查　目前产科临床最经济、方便、迅捷、快速而有效的诊断方法是超声诊断，特别对宫腔内胎盘残留、阔韧带和附件包块、盆腔和腹腔游离液体的诊断。

超声技术的优点鲜明，但也具有一定的缺点，对于产褥感染诊断的缺点如下：

（1）对于宫旁的包块，超声技术在区别蜂窝织炎和脓肿时具有一定的缺乏性，阔韧带内的蜂窝织炎通常误诊为阔韧带脓肿。

（2）超声技术敏感性差，而对于超声技术的这个缺点，CT和MRI具有很好的补充作用。

（四）鉴别诊断

产后发热最常见的是产褥感染，特别是子宫感染，但也可以发生于其他疾病。其他疾病所致产后发热由于特点不同而产后发生时间、持续时间、发热类型、临床症状、体征和相关检查都不同，应在全面搜集临床资料后进行系统分析，进行鉴别诊断。本文只对几种非感染性发热性因素的主要临床特点进行简要介绍，对感染性疾病的诊断论据和鉴别要点不进行说明。

1.非感染性发热性因素　乳汁淤积、副乳、产后伤口炎症愈合过程中的发热、产后虚脱、产后中暑、糖尿病酮症酸中毒、使用抗生素反致药物热。这些发热因素的主要特点如下：

（1）产后虚脱：可以表现为产后24h内一过性发热，只表现为轻度体温升高，不超过38℃。

（2）乳汁淤积：产后2～4d发热，伴有乳房饱胀、硬结和触痛，考虑乳腺乳汁淤积，一般很少超过24h，乳汁顺利排出后体温自然恢复正常；副乳可以导致腋窝局部温度升高，特点类似乳汁淤积，但时间可能稍长。

（3）产后伤口炎症愈合过程中的发热：和所有大型手术一样，剖宫产后产妇3d内可以发热，通常38℃以内，主要为手术应激和创伤愈合过程中的炎症反应引起。

（4）使用抗生素所致药物热：产后使用抗生素时间过长可以导致药物热，多在用药10d左右出现，持续热型，患者无阳性体征，白细胞在正常范围，停药后2～3d体温自然恢复正常

（5）产后中暑：产褥中暑明显具有诱因、外界条件和过程，有前驱症状，持续高热，可以表现为脱水所致的循环衰竭表现，降温、通风、补液后可以迅速好转。

2.非产褥期子宫感染和并发症的感染性疾病　阴道侧切伤口、腹壁切口感染、感染性血栓性静脉炎、急性化脓性乳腺炎、上呼吸道感染、肺炎、阑尾炎、泌尿系统感染等。

（五）治疗

1.一般支持治疗

（1）体位：患者需要卧床休息，采用半卧位，以便腹腔内的脓液流向盆腔，避免膈下或肠襻间脓肿的形成。

（2）营养：给予富含蛋白质和维生素且易消化的食物，如果患者进食困难或有恶心及呕吐，需要静脉给予足量的能量和营养物质。

（3）保持水、电解质和酸碱平衡：由于手术后、高热、进食困难等诸多因素，患者可以出现明显的水、电解质和酸碱失衡，需要注意监测并积极调整。

（4）高热：患者出现发热，可以采用物理降温；如果物理降温效果不佳或持续高热，需要应用解热药物；如果由于败血症或脓毒血症，高热同时伴有明显的全身中毒症状，需要应用肾上腺皮质激素解毒并降温。

2.抗生素治疗

（1）原则：①如果怀疑或考虑轻度产褥感染，如子宫内膜炎，口服抗生素即可。②诊断重度产褥感染，需要静脉或辅以肌内注射抗生素治疗，要采用联合、广谱应用抗生素的方式。③注意抗生素是否通过乳汁并对新生儿造成影响，通常常用的抗生素中甲硝唑为有争议药物，氯霉素和四环素禁忌，青霉素类、头孢类、大环内酯类、氨基糖苷类、第三代喹诺酮类、克林霉素、林可霉素等都可以选择应用。④一定要选择覆盖厌氧菌的药物。

（2）主要方案：按照上述药物使用原则，目前常用的抗生素使用方案有以下几种，本文只选择药物类别的配伍，具体使用每类药物中的哪种药物和药物使用剂量这里不作说明。

方案1：青霉素类+氨基糖苷类+甲硝唑或替硝唑。

方案2：大环内酯类+氨基糖苷类+甲硝唑或替硝唑。

方案3：青霉素类+氨基糖苷类+甲硝唑或替硝唑。

方案4：第二、三或四代头孢类（单独使用）。

方案5：林可霉素或克林霉素+甲硝唑或替硝唑。

方案6：第三代喹诺酮类药物+甲硝唑或替硝唑。

其他方案：青霉素或哌拉西林等药物单独应用，使用万古霉素等。

（3）注意事项：①抗生素方案制定要基于临床经验和广谱的原则，不要等待细菌培养和药敏试验的结果。②如果抗生素使用48h内无效，并不意味药物无效，如果超过72h还无效，可以认为效果不好，需要考虑是否具有耐药，是否有脓肿形成或感染进一步扩散，是否子宫腔内有感染灶。③抗生素不可以盲目使用过久，体温控制3～5d后，白细胞恢复正常即可停药。

3.手术治疗

（1）清宫手术：诊断产褥感染的早期，需要行B超检查，检查子宫腔内是否有胎盘、胎膜残留组织。如果发现有残留组织，可以选择恰当时机进行清宫手术。如果病情轻，可以诊断后立即应用抗生素并进行清宫；如果病情较重，适当应用抗生素控制体温后进行清宫。

（2）后穹隆穿刺或切开引流手术：在治疗过程中，子宫直肠窝形成脓肿，可以经过后穹隆穿刺抽吸脓液或切开阴道壁和脓肿壁进行引流。

后穹隆穿刺抽出脓液后，应向脓肿腔内注入抗生素溶液并保留。这种操作可以在间隔2～3d后重复进行。

（3）开腹探查引流手术：产褥感染在必要的情况下需要进行开腹探查术，如严重的弥漫性腹膜炎经过抗生素治疗后无效或加重，膈下、肠间或子宫直肠窝出现脓肿经过治疗不消退，脓肿破裂，剖宫产切口周围或阔韧带内脓肿形成，这些情况可以行开腹探查术。开腹探查过程中，尽可能切除脓肿壁和坏死组织，但不要伤及正常组织和器官，注意进行盆腔引流或腹腔内多点引流。

## 第四节　剖宫产相关的特殊的产褥感染

剖宫产是产后子宫感染的最重要因素，剖宫产作为独立的因素，可以明显增加产妇感染的概率。剖宫产后子宫和盆腔感染与正常分娩主要不同之处在于感染部位的增加。

一、剖宫产后子宫和腹壁切口感染的高危因素

（一）剖宫产切口的分类及并发症

1.剖宫产切口的分类　和其他手术科室的手术切口一样，手术后切口感染重要因素是手术切口的类型和细菌污染的程度。国内的教材通常将手术切口分为Ⅰ类、Ⅱ类和Ⅲ类，Ⅰ类切口是清洁切口，Ⅱ类切口是污染切口，Ⅲ类切口是感染切口；剖宫产属于Ⅱ类切口。目前国外常用的手术切口分类的方法是四分类法：Ⅰ类手术切口是清洁手术切口，无细菌污染；Ⅱ类手术切口是清洁-污染手术切口，产科常见的未临产、未破膜的剖宫产或剖宫取胎术，破膜时间短、羊膜腔无明显感染的剖宫产；Ⅲ类手术切口是污染手术，常见的存在明显羊膜腔感染的剖宫产切口和阴道侧切伤口；Ⅳ类切

口是切口明显感染，此种情况少见，羊膜腔感染严重，羊水完全为黏稠脓液并伴有恶臭。

2.剖宫产切口的并发症　手术切口并发症主要有切口感染、切口裂开、切口血肿、切口疝和瘢痕愈合等并发症。切口感染是最常见的并发症。切口感染是指手术切口内细菌生长和繁殖，引起切口周围组织出现急性炎症，表现为红肿、坏死和化脓等改变。伤口感染的发生是由于人体抗细菌感染的能力与污染细菌的数量和毒力之间平衡被破坏的结果。手术切口破坏了皮肤对抗细菌的天然屏障，加上手术过程中会有不同程度的细菌污染，给切口感染创造局部条件；但感染不一定发生，因为感染的发生还要受机体防御机制等其他因素的影响，细菌污染与机体防御机制比较，前者占主导地位；机体防御机制中，分为全身和局部防御机制，后者占主导地位。

（二）剖宫产切口感染的高危因素

1.羊膜腔感染和剖宫产本身是剖宫产子宫切口和腹壁切口感染的最重要因素，与二者相关的临床因素包括：①明显阴道炎伴或不伴胎膜完整的羊膜腔感染；②胎膜早破，保胎治疗过长，出现亚临床或临床羊膜腔感染综合征；③剖宫产前，阴道试产失败，包括阴道试产时间过长、医院性或自然胎膜破裂时间过长、肛查或阴道检查次数过多、手转胎头或失败的产钳等宫腔操作、经阴道上推胎头、子宫破裂行开腹探查术等。

2.剖宫产后造成产褥感染增加但与羊膜腔感染无明显关系的因素还常见于以下条件：①剖宫产由于子宫收缩乏力，大出血、子宫腔填塞、子宫壁多点缝合，出现贫血和DIC等；②剖宫产时胎头位置低，采用古典式剖宫产、倒T切口剖宫产以及出头困难所致子宫下段切口延长，特别向左侧延长等；③手术技术，包括切开技术、出头技术、手术各层切口的缝合技术等。

3.年龄和咳嗽对于多数手术科室是伤口感染和裂开的重要原因，但对于产科，患者多数年轻，不合并呼吸道疾病，所以在产科此两种因素表现不明显。

4.糖尿病是一般手术科室手术后感染的因素之一。这类患者通常也是中年以上患者，并伴有肥胖等多种因素，所以产后各种感染增多。糖尿病对于伤口的影响主要是手术后血糖控制不佳，负氮平衡的出现，伤口愈合需要的蛋白合成下降所致。而对于产妇，产后血糖会迅速恢复正常，通常不会对伤口愈合造成影响。当然，如果患者未诊断妊娠糖尿病，血糖未控制或控制不佳，出现巨大儿，阴道分娩困难或剖宫产困难，存在阴道炎和羊膜腔感染，手术后伤口感染的概率自然增加。

5.妊娠高血压疾病是产科常见病，而且不少患者需要剖宫产结束分娩。如果患者伴有低蛋白血症、水肿和大量腹水，手术后伤口愈合差和感染的概率自然增加。如果伴有HELLP综合征或急性脂肪肝，患者出现肝损害，产生白蛋白和多种活性因子的能力下降，腹水加重，甚至从伤口渗出，可以引起伤口裂开或感染。

6.产科有不少患者肥胖并伴有不同程度的腹壁水肿，这些因素是手术后伤口脂肪液化、裂开和感染的重要原因。

7.临床工作中，无论是产前出血还是产后出血，产科大出血患者治疗后出现产科感染甚至严重感染者非常常见。分析产科出血造成感染概率增加的原因：①由于产前因素或手术中或手术后大出血，出现失血性贫血，血红蛋白水平在80 g/L以上通常不影响伤口愈合；如果血红蛋白水平低于60 g/L，则会影响伤口愈合甚至出现感染；②产前出血常见原因是胎盘早剥或前置胎盘，情况紧急，手术前准备常不充分甚至包括无菌操作等，手术过程中处理胎盘或子宫操作困难，时间长，部分需要切除子宫，这些都增加细菌污染的机会和感染的机会；③产后大出血常见子宫收缩乏力，患者常需要经过数种阴道操作甚至开腹手术的处理，同样涉及子宫腔的无菌状态和手术野的细菌污染程度；④产科出血通常伴随DIC，手术野通常存在渗血的情况，勉强缝合后难以避免血性渗出物在切口周围的蓄积，成为细菌的良好的培养基；⑤产科出血、DIC后，全身贫血、DIC所造成的损伤，可以降低全身伤口局部组织的防御能力，是造成感染的重要因素。

二、腹壁切口的感染

（一）腹壁切口感染的临床表现

1.疼痛　正常的手术切口在手术后24～48 h内可以有自觉疼痛，逐渐减轻，48 h后消失或不明显。当体位变动或咳嗽时，仍可以因为伤口受到刺激而感觉疼痛。如果手术后48 h以上，静止状态下仍觉伤口疼痛，可以感觉跳痛、刺痛或胀痛，夜间明显，同时伴有伤口渗出和体温升高，常预示伤口感染。

2.发热　手术后2～3 d内，由于手术后各种创伤性炎症问题，患者常表现为低热，为手术后正常的吸收热，特别在产科常常混杂有乳腺等因素。如果手术后3 d，体温持续上升，或暂时恢复，3～4 d后反弹，往往是伤口感染的表现或出现产褥感染。

3.渗出　腹壁切口在手术后数小时内存在渗出是正常现象，往往量不多，少量血液，以血清为主，手术后伤口局部加压包扎6h左右很有必要。手术后24h检查伤口，敷料可以完全被渗出物浸透，但已经干燥，敷料变硬，伤口基本无活动性渗出，表面略水肿并苍白。24h后更换敷料，可以见到部分针隙间有少量渗出，检查处于干燥状态。手术后48h之后，伤口水肿逐渐消失，伤口不再有渗出，伤口对称、无压痛、无硬结。此时伤口可以不进行换药，直至拆线，但要每日检查伤口，这段时间伤口切缘渗出物结成痂，使伤口内保持无菌状态。手术后第6天，伤口缝线的缝针处常出现局限性围绕缝线的脓疱和局部红肿，随着时间的延长，逐渐加重，所以术后第6～7天需要拆除剖宫产下腹部的缝线。

手术后腹壁切口的渗出通常有5种形式：

1）以血清为主的血性渗出，是手术后伤口愈合过程中的正常现象，注意时间为手术后48h内。

2）血性渗出，通常在手术后数小时内，动脉血为鲜红色，静脉血为暗红色，既可以从伤口和缝针流出，也可以积聚于皮下形成血肿。

3）切口皮下脂肪液化坏死渗出，通常于手术后第5天前后出现，量少，伤口周围无炎症表现，渗出物为淡黄色、浑浊散在油珠或坏死的脂肪成分，适当挤压，逐渐减少，发现及时、处理得当可以不影响伤口愈合。

4）脓性分泌物。伤口可以在手术后第4～5天后出现脓性分泌物，也可以在手术后数周甚至数月出现。患者通常伴有局部或全身其他的症状或体征。可以在伤口的某一部分不断流出，伴有或不伴有局部脓肿形成。脓液多数为金黄色，也可以为暗绿色，散发腥味或臭味。

5）腹腔液。手术后腹腔内通常有液体残留。患者通常表现严重贫血、营养不良或严重心肺疾病，手术后间断伤口渗出，量时多时少，多者可以达数百毫升，无痛或炎症表现。渗出物为水性（实质为腹水），常为暗绿色、稀薄，缺乏黏度。渗出的发生与体位有一定关系，坐位和侧卧位明显。此种渗出通常意味伤口全层裂开。当然笔者的一位患者为妊娠期急性脂肪肝，手术后低蛋白血症，大量腹水，手术后第2天开始不断有腹水自伤口流出，但随着患者肝功能的改善，腹水逐渐减少，最后患者伤口愈合良好。

4.红、肿、硬结和压痛　手术后2～3d内，伤口可以表现为对称均匀的肿胀，然后逐渐消退。手术后3d或更长时间内，如果伤口出现局限性或大面积的发红或水肿，界限清晰或不清晰压痛明显，有或没有波动感，说明伤口感染。同时患者有发热、自觉疼痛和伤口脓性渗出等上述表现。

（二）切口缝线针眼红肿并有少量脓苔

切口缝针红肿并有少量脓苔的现象临床非常常见，临床习惯称为缝线反应，仅有此种表现不视为感染伤口。缝线反应通常在手术后5～6d即可以出现，手术后第7天左右拆除缝线时几乎所有切口都有不同程度的缝线反应。缝线反应的轻重主要由缝线的拆除时间、种类、粗细、结扎的松紧度和患者自身对缝线的反应决定。一般拆除缝线时间最重要，部分伤口因为各种原因延迟拆除缝线时，时间拖延越长，缝线反应越重。缝线反映实际是一种细菌感染，比较表浅，及时拆除缝线后可以迅速干涸、结痂并愈合。但缝线由于各种原因拆除时间过晚，缝线周围脓肿会越来越多，缝线向伤口方向产生切割作用，有时感染会向深部组织扩散。所以对于这种缝线反应处理的关键是及时拆除缝线。

（三）切口周围片状肿胀及隆起

手术后，切口周围可以因为各种原因出现局限性的片状隆起。患者表现为手术后3d仍然低热并伴有伤口疼痛。检查伤口不对称，单侧出现局限性隆起、水肿，缝隙张力高，伤口有少量脓性或浆液性渗出，也可以无明显渗出；触摸无明显界限，有触痛和明显挤压痛，皮肤表面有凹陷性水肿，肿胀区域无波动感。

此类伤口变化属于伤口感染的早期阶段，诊断前需要与伤口血肿进行鉴别诊断。对于产科，伤口皮下血肿常由于下腹部横切口腹直肌与鞘膜间垂直血管离断造成，一般发生于手术后的24h内，产科主要见于临床或亚临床的DIC患者和高血压患者。血肿发生迅速，可以不伴有明显炎症反应，切缘和针孔有新鲜的血液流出。笔者曾见一剖宫产手术后30h肺栓塞进行溶栓治疗患者，手术后第14天（缝线拆除后5d）切口皮下血肿形成伴有明显皮缘活动性出血的患者。怀疑切口血肿者，可以切开引流，既可以诊断，又可以对出血进行治疗并预防血肿继发感染。

一经诊断，需要局部和临床综合治疗。此类切口感染通常发生于手术后4d左右，按照临床习惯，静脉抗生素停用24～48h。此时需要继续应用静脉抗生素，建议不要使用原有方案，根据临床经验使用更广谱的抗生素，而且可以联合应用。采用青霉素类抗生素或氨基糖苷类抗生素进行局部封闭，如果疼痛明显可以混合使用利多卡因。局部使用硫酸镁外用或物理治疗，以减轻炎症和水肿，加速感染灶的吸收。密切监测变化，特别注意有无波动感的形成及脓肿形成，如果发现脓肿形成，按照脓肿形成处理。

（四）切口及周围脓肿形成

腹壁切口脓肿形成通常见于手术4d以后，患者伴有伤口疼痛，运动和夜间明显。患者出现发热甚至高热，可以伴有寒战，手术后可以持续存在体温升高，也可以一过性体温正常然后升高并持续不退。伤口中心或两侧隆起，表面红肿或苍白水肿，邻近切口边缘或针孔有脓液流出，缝线张力大。隆起部位压痛明显并有波动感。血常规检查白细胞升高并且有中性粒细胞增多现象。

一旦诊断或临床怀疑切口周围脓肿形成，需要进行如下处理：

1.立即拆除脓肿周围缝线，暴露脓肿腔，彻底清创引流

拆除切口缝线应即刻进行，要充分，不要姑息，使创面呈“V”形而不是“烧瓶”形，主要目的：①充分打开脓肿腔，以便彻底暴露和引流；②方便彻底清除缝线和脓肿周围的坏死组织；③方便日后进一步更换敷料、清创和其他处理。

2.拆除缝线，引流脓液，细菌培养　注意引流时取脓液，进行细菌培养和药物敏感试验。

3.随时更换敷料、清创并保证引流　第一次清创时创面可以应用3% $H_2O_2$、1‰新洁尔灭、高渗盐水（3%）、庆大霉素稀释溶液、甲硝唑溶液甚至碘伏溶液等进行消毒。彻底清创后填塞生理盐水纱布、高渗盐水纱布进行引流，表面加盖敷料。敷料一旦湿透，需要随时更换，前几天甚至需要每4h1次。每天清创1次，彻底清除伤口周围所有缝线、坏死组织和脓苔。

笔者认为，高渗盐水非常有效。更换敷料时，消毒物品应用高渗盐水浸透。清创后，将浸透高渗盐水的纱布尽可能拧干，填塞于创面，注意基底部和角落，通常每2d更换1次敷料，效果极佳。

4.抗生素的应用　根据临床经验，应用静脉抗生素，细菌培养和药物敏感结果回报后酌情进行调整。引流恰当，脓肿周围炎症反应会迅速消失，局部封闭通常意义不大。

伤口较大时，通常需要1～2个月的时间，抗生素的使用应注意时间。如果局部感染控制，无全身感染的表现，伤口趋于新鲜，即使此时细菌培养的结果阳性，也可以停用或者口服抗生素。

5.伤口新鲜后的处理　经过上述处理，伤口一般经过1周时间逐渐新鲜。表现为每天伤口渗出不多，敷料无脓苔和异味；伤口周围无水肿和充血，创面无肿胀的脂肪球；切面和基底覆盖粉红色肉芽，触及容易出血。此时可以酌情进行如下处理：

（1）局麻下伤口缝合：这种伤口可以在局麻下进行全层缝合，伤口之间填塞一薄层白糖粉。一般缝合后7～9d拆线，伤口一般愈合良好。2周之内的伤口只需要适当清除伤口周围的非新鲜组织；2周以上的伤口，伤口周围组织出现瘢痕或纤维化的迹象，可以全层切除伤口周围组织，露出新鲜组织后缝合。

（2）蝶形黏膏：伤口内放置白糖粉或生肌膏，表面蝶形黏膏固定，然后间隔2～3d换药1次。每次换药时清除生肌膏、白糖粉，重新放置蝶形黏膏固定。注意，更换一段时间后，创面会逐渐变小、变浅，但基底的肉芽组织会变得陈旧，通常为小的乳头状浅灰色突起，此时需要剪除，直到出血形成新鲜创面并长出新鲜肉芽组织。

（五）迟发性切口感染

迟发性切口感染是指切口一期愈合或切口感染二期愈合后数周至数年（手术后6周至10年最多见），伤口再度发生炎症，通常以切口周围脓肿的形式出现。主要表现为局部化脓、红肿和疼痛，可以伴有不同程度的全身症状。这种伤口感染可以间歇进行，经典的病变是自伤口一端间隔1.5cm左右依次向上出现脓肿。目前考虑与手术过程中的潜在细菌污染和缝线有关系。现代剖宫产手术下腹壁横切口很多见，皮内缝合，部分缝线可能小部分穿透皮肤或与毛囊连接，很容易在手术后4周左右出现小的脓肿，部分伤口可以出现多发小脓肿。

脓肿腔通常在就医时已经经过皮肤自然引流，表面有一个米粒大小引流口，其下是一烧瓶状脓肿腔。处理关键是局部扩大引流口，进行彻底清创。通常在此脓肿腔内一定有一个或数个缝线结，多数是丝线，也可以是可吸收1～0号的缝线。注意刮除脓肿壁坏死的脂肪组织。如果脓肿在腹直肌前鞘以上，处理相对简单，如果脓肿达前鞘以下，注意深部有无另外的脓肿腔；涉及腹直肌前鞘或前鞘之下有脓肿腔者，注意清除受累的前鞘并充分打开脓肿腔。清创的过程及清创后的更换敷料过程和要点基本与切口脓肿相同。

迟发性脓肿通常较小，需要缝合的可能性小，一般临床只需要适时更换敷料即可。如果更换1周敷料，伤口新鲜，可以填塞白糖粉有助于伤口愈合。

如果全身症状不明显，脓肿引流，脓肿周围无明显水肿和炎症反应，可以不应用抗生素。

脓肿首次切开引流的过程中，即使临床可能不应用抗生素，也有必要进行细菌培养和药物敏感试验。

如果此类感染的位置深，患者肥胖，基底部引流和清创不彻底，愈合速度慢，而表面皮肤和皮下组织的切口会逐渐缩小，逐渐形成窦道。窦道壁通常为陈旧瘢痕组织，可以进行窦道切除，然后缝合。

三、子宫切口的感染和晚期产后出血

（一）临床表现

剖宫产后子宫切口可以发生潜在感染，再辅以手术损伤和缝合技术等因素，子宫切口可以发生缝线脱落和切口裂开，涉及子宫动脉和重要分支时则表现为大出血。此类出血通常发生于剖宫产后4周前后，表现为突发无痛性阴道大量出血。出血量少者百毫升，多者一次可以达2000 mL以上。根据出血量患者可以表现出不同程度的全身急性失血的症状。患者体温通常正常、腹部无压痛，阴道出血为新鲜血，阴道内可以有凝血块，阴道和子宫颈无损伤及炎症表现，子宫颈口可以有活动性出血。子宫通常正常大小或稍大，无明显压痛。B超检查通常无阳性发现，子宫腔内无明显异常，但也可以有少量光团（考虑为血块）。血常规检查可以表现为不同程度的贫血，白细胞通常正常。

由于患者就医条件和医生的认识问题，出血在短时间内或数周反复发生。笔者曾接触下级医院转诊患者，剖宫产手术后4～6周多次阴道出血，妇产科医生未能及时作出诊断并处理。最后患者由于失血出现神经系统症状，转入我院神经科，因严重贫血请妇产科会诊才发现。

无痛性出血是此类出血的一个重要特征，因为出血发生在子宫切口（即峡部），突然而迅速，如果子宫已经复旧，血液不进入子宫腔或很少进入子宫腔，直接自子宫颈管流出，不刺激子宫收缩或痉挛，所以不出现疼痛。

（二）处理

一旦诊断，需要立即处理，处理方法根据出血量、医院的医疗条件和技术水平决定。失血严重可以进行休克的抢救，补液、输血并应用止血药物等，此处仅介绍重要的产科处理措施。

1.子宫动脉造影栓塞法　具有数字减影和子宫动脉插管技术的单位，一般认为此方法是最佳方案，迅速、快捷、安全且有效。要进行双侧子宫动脉栓塞，由于伤口感染出血通常为子宫切口左侧角部出血，治疗时首先对左侧子宫动脉进行造影和栓塞，然后进行右侧。由于考虑为感染所致，在没有条件的医院可以立即应用广谱抗生素。栓塞物通常选择吸收性明胶海绵颗粒，栓塞效果好，2周后待局部病变消失后可以溶解，动脉再通。栓塞后要辅以静脉抗生素治疗。

2.开腹手术　在没有条件进行子宫动脉栓塞的单位，可以立即进行开腹探查手术。如果局部病变轻、患者年轻或者有生育要求，可以对切口进行局部清创并缝合。如果局部病变重、患者无生育要求，可以做全子宫或次全子宫切除手术。单纯缝扎子宫动脉和结扎髂内动脉的方法不恰当。

四、腹壁子宫瘘

1.临床表现　剖宫产手术后，腹壁子宫瘘的发生率很低，但处理相当困难，几乎所有医师对此都缺乏认识和临床经验。剖宫产后腹壁子宫瘘患者的临床表现多种多样，主要与距离剖宫产手术的时间，瘘管的位置、走行和涉及器官（如肠道、输尿管、膀胱、阴道等）、瘘管周围的炎症反应程度有关。通常距离剖宫产时间越短，瘘管周围组织炎症反应越重，全身炎症反应越明显；时间越长，瘘管壁厚，局部炎症反应轻，全身炎症反应轻或无炎症反应。

由于缺少病历资料，对其诊断中的要点不明确，笔者曾接触一名剖宫产后腹壁子宫瘘患者，现将其主要临床资料介绍如下：患者，27岁，因为社会因素于入院前6周在乡级卫生院行下腹部横切口剖宫产。剖宫产后一直发热，腹部伤口拆线后中心位置愈合不佳，间断有脓性分泌物流出，一直难以愈合，后来出现脓性、腥臭味的恶露，为明确诊断来我院。入院检查时，患者体温正常，慢性病容，腹平坦、软，无压痛。耻骨上3cm横切口手术瘢痕，与腹中线交界处略隆起，如火山口样，顶端有淡绿色、稠厚的脓性分泌物流出。妇科检查：阴道无明显炎症反应，黏膜光滑；子宫颈光滑，子宫颈口形态正常，无明显充血和水肿，大小正常；子宫体触诊容易，大小形态基本正常，无明显压痛；盆腔未触及明显的压痛及包块。阴道放置窥器，在耻骨上向盆腔方向压迫腹壁，同时可以见到子宫颈管和腹壁引流口有脓液流出。性质完全相同，淡绿色、稠厚，无明显臭味。压迫时，患者无明显压痛或腹痛。外院B超，子宫正常大小，子宫腔无液性暗区或异常回声。此患者在我院仅住院10h，然后自己主动出院，缺乏进一步的诊断和治疗资料。

对于此患者，结合临床资料初步诊断腹壁子宫切口瘘，临床处理的关键是明确瘘管的空间结构，然后手术全部切除。

2.检查　明确瘘管的空间结构可以从腹壁引流口灌注泛影葡胺，然后进行CT或不同角度的盆腔X线检查，明确瘘管的位置、形态、有几条路径以及是否累及输尿管、膀胱和肠道等其他脏器。

3.治疗　明确诊断后，可以适时进行手术切除。手术切除的要点是完全切除瘘管。为有助于切除全部瘘管，手术前自腹壁引流口灌注美蓝溶液，手术中切除所有蓝染的组织。子宫切口的损伤根据临床综合指标决定是局部切除后修补还是进行次全切或全子宫切除手术。手术过程中，瘘管难免累及输尿管、膀胱、肠道盆腔的血管和神经，手术过程中需要仔细，手术前充分考虑各种可能发生的情况并于手术中酌情处理。

五、腹膜外剖宫产的膀胱侧窝感染性炎症

1.病因　腹膜外剖宫产通常需要钝性和锐性打开左侧膀胱侧窝，手术后此处可以出现炎症。膀胱侧窝出现炎症的原因：①此处为丰富的鸡油样脂肪组织，手术中牵拉、剥离、缝合、异物和感染等因素容易出现脂肪坏死和液化；②腹膜外部宫产的适应证是存在明确的羊膜腔感染或高度可疑羊膜腔感染的患者，手术过程中此区域会受到来自子宫腔的细菌的污染；③手术过程中，羊水中的成分包括胎脂、胎便、胎毛等成分会进入此区域，黏附于脂肪的表面，作为异物，可以引起异物反应；④此处结构疏松，容易有来自膀胱壁小的出血被忽略并有小的积血块。上述这些因素都可以引起局部的炎症，而且从炎症的分类来考虑，应该分为感染性和非感染性炎症两种。感染性炎症指有细菌感染的炎症，非感染性炎症指羊水成分异物刺激和此区域创伤愈合过程中的炎症，由于剖宫产的手术性质，应该以感染性炎症来诊断并处理。

膀胱侧窝感染的患者具有产褥感染的高危因素，腹膜外剖宫产的过程，手术后可能与其他类型的产褥感染合并存在，包括术后发热、伤口感染、子宫感染和盆腔感染。单纯的膀胱侧窝炎相对少见，应该除外局部血肿、脓肿或异物刺激引起的炎症。

2.预防措施　了解膀胱侧窝的高危因素，针对这些高危因素采取恰当措施是预防膀胱侧窝感染的重要方法。手术前和手术中预防性应用抗生素；手术者经验丰富、技术熟练，尽量缩短手术时间、操作轻柔减少组织损伤；缝合子宫下段后，仔细清洗手术野，清洗时注意各个层面和角落，注意附着于脂肪表面的胎脂、胎毛和胎粪；冲洗可以先应用生理盐水，后用甲硝唑溶液；冲洗后仔细检查出血点并止血；清洗后，将膀胱恢复原来的位置，主要是将左侧膀胱壁和顶部与原来附着的腹膜外筋膜进行缝合；仔细冲洗腹膜外脂肪层或筋膜层与腹直肌之间的腔隙；手术后伤口要加压包扎至少6h，适当减少活动，以降低局部水肿和出血及形成血肿。

六、子宫切口周围脓肿和阔韧带脓肿

1.解剖结构及感染高危因素　腹膜内子宫下段横切口剖宫产手术中需要横向打开膀胱腹膜反折，然后横向切开子宫下段，胎儿、胎盘、胎膜处理后，需要缝合子宫下段切口，冲洗、检查出血点，然后关闭膀胱腹膜反折。此时在膀胱腹膜反折和子宫下段之间形成一个潜在的腔隙。此腔隙前上方是膀胱腹膜反折，前下方是膀胱壁，后方是子宫下段，左右两侧一般为圆韧带根部和宫旁组织之间的组织。此腔隙为手术创造的一个类似于香蕉的弧形腔隙，通常不与两侧宫旁的阔韧带内的腔隙相通。如果子宫下段切口无出血，此腔隙手术后通常不会有血液或其他组织残留，也很少有羊水成分残留，通常不容易出现感染。

但如果手术过程中止血不彻底或剖宫产后有DIC存在，手术后此区域就会出现积血和血块，如果手术过程中来自子宫腔的污染严重或明显有感染，手术后患者由于大出血抵抗力差，即可以出现感染。

2.诊断及处理　关于此部位感染的临床诊断和处理缺乏权威性的资料，作者将天津医科大学总医院曾收治这样一位患者的临床资料进行简单描述，以供参考。患者，34岁，第二胎，足月，巨大儿，在院外阴道试产失败剖宫产，新生儿重度窒息死亡，孕妇剖宫产手术中由于子宫收缩乏力大出血，经过抢救后好转，保留子宫。手术后患者经过输血、抗生素治疗休克症状逐渐缓解，但持续高热伴下腹痛，手术后第9天为进一步诊治而收入院。入院后，仍高热、憔悴，伤口已经拆线，无明显异常；子宫耻骨上三指，其左上方和左侧包块，界限不清，压痛明显，硬无波动感。B超提示子宫腔无明显异常。血红蛋白67 g/L，白细胞$24 \times 10^9$/L。入院后，广谱抗生素静脉抗炎3d，病情无好转，行开腹探查术。术中见子宫如3个月大小，大网膜粘连于子宫切口周围，以子宫切口左侧角为中心周围的子宫、宫旁组织、阔韧带、圆韧带、壁腹膜和膀胱严重充血、水肿，覆盖有少量脓苔。分离大网膜与子宫左侧切口的粘连后，有脓性分泌物流出，小心找开切口，可见约40mL黄色脓性分泌物自膀胱腹膜反折和子宫下段之间的腔隙流出。详细检查：膀胱、子宫切口无明显异常，愈合或无出血；左侧阔韧带内无血肿和脓肿，只是表现明显的水肿和充血。术中打开膀胱腹膜反折的缝线，并放置引流管一根。患者手术后体温迅速恢复，感染症状逐渐缓解，伤口愈合良好，但不幸的是患者手术6周之后诊断为希恩综合征。

患者首先有一个产褥感染的高危因素，艰苦的阴道试产失败后剖宫产，羊膜腔感染，新生儿死亡，产后大出血、DIC等。具体感染的原因可能与如下因素有关：①手术前羊膜腔感染明显，手术过程中由于出血多，操作多，时间长，此腔隙污染明显；②患者存在DIC，手术后难免短期内有弥漫性的小血管渗血，此腔隙的渗血通常难以引流，蓄积于此并成为细菌培养基；③患者严重贫血，抵抗力差，局部和全身防御能力差。

此类患者单纯静脉抗生素无效，而且常常合并子宫腔感染、盆腔结缔组织炎、血栓性静脉炎等，手术前很少能明确诊断。手术中的要点：①详细探查并松解粘连，发现各种可能的感染灶，脓肿要切开并引流；②组织水肿、充血明显，弹性极差，容易损伤，要求小心、谨慎；③注意子宫切口有无裂开，阔韧带内有无脓肿，有无膀胱、阴道和肠管的损伤。

# 第六章 女性生殖系统肿瘤的病理诊断

## 第一节 外阴囊肿及其他良性病变

外阴囊肿有多种类型。一般体积较小，可单发或多发。主要根据它们的部位、内容物和被覆上皮类型来诊断。囊肿与圆韧带一起下行附着于大阴唇上侧，内含清亮液，衬以单层扁平或矮立方间皮的是腹股沟管残件源性浆膜囊肿，又称努克管囊肿。位于前庭部或小阴唇内侧，由于前庭小黏液腺导管阻塞所致的黏液性囊肿内壁为柱状或立方含黏液的腺上皮，核位于底部，可有灶性鳞化。子宫内膜异位囊肿不常见，常有局部手术创伤史。表皮样囊肿可以是多发性，位于大阴唇前部，内含干酪样角化物，有的也有外伤或手术史。位于小阴唇外侧或阴蒂旁，被覆矮立方状细胞上皮呈鞋钉状排列的中肾管囊肿，囊壁有少量平滑肌。位于尿道周，被覆移行或鳞状上皮的尿道旁腺囊肿，体积较小，囊壁内有残余的尿道旁腺腺体。外阴囊肿中最多见是前庭部的巴氏腺囊肿，又称前庭大腺囊肿。此种囊肿可以是炎症性或潴留性，前者被覆上皮可部分或大部被破坏，但囊壁能找到残存的巴氏腺泡或小导管；潴留性者含稀薄的黏液，被覆矮立方、移行或鳞状细胞上皮，也可见黏液柱状上皮。两者囊壁的上皮均可有不同程度的增生或形成囊内乳头状瘤，偶有癌变的病例报告。巴氏腺囊肿破裂，黏液进入间质，也可引起与口腔部所见相似的黏液囊肿。

各种皮肤病变，包括表皮、毛囊、汗腺、皮脂腺以及乳腺的病变均可累及外阴。外阴的皮脂腺增生常在大、小阴唇形成光滑柔软的皮肤小结节，一般直径不超过1.5cm。小前庭腺结节状增生则质地软而韧，直径在2cm内。外阴的良性色素性病变包括雀斑样痣和色素细胞痣，前者少见，常为多发性。发生在年轻女性的外阴的非典型交界痣或复合痣可以很像黑色素瘤，区别是前者的痣细胞分化好，在表皮基底层呈明显巢状而不是散在分布于表皮各层，并显示出从表皮到真皮的逐渐成熟分化。外阴色素沉着又称黑变病，临床也很像黑素瘤，镜下显示基底细胞色素沉着和真皮乳头层有较多嗜色素细胞，无痣细胞增生。

## 第二节　非肿瘤性表皮病变及表皮内肿瘤

国际外阴疾病研究协会（ISSVD）1989年将外阴非肿瘤性表皮病变分类为：硬化性苔藓、鳞状上皮增生及其他皮肤病变。1994年至今，关于外阴非肿瘤性疾病的WHO分类仍保留了此方案。由于外阴癌的癌前病变远不及宫颈癌明了，此分类方案的沿用实为无奈之举。关于外阴癌的癌前病变，WHO（2014）沿用了宫颈高、低级别鳞状上皮内病变（LSIL/HSIL）的诊断名词，并增加了分化型外阴上皮内肿瘤（DVIN）。

一、硬化性苔藓

硬化性苔藓见于各种年龄组，以生育年龄和老年女性多见。

大体观察：病变可发生在外阴的任何部位，也可累及肛周及大腿内侧。常呈多发、双侧对称性分布。早期为粉白或淡红色小斑片，随着病变发展逐渐变硬发白而光亮，因搔抓常发生皲裂或溃疡。晚期外阴结构发生改变，大小阴唇及阴蒂萎缩、融合、变僵硬。

光镜观察：随病程不同，有多种动态的组织学改变。特征性的病变是表皮下的硬化带。表皮的变化主要是角化过度、萎缩变薄、上皮脚消失和（或）上皮层不规则增生肥厚，基底细胞水肿、液化、色素脱失。早期病变真皮浅层水肿，下方有炎细胞浸润；晚期真皮萎缩，形成玻璃样变的硬化带，带下为淋巴单核细胞为主的慢性炎细胞浸润。

伴有上皮增生的硬化性苔藓，即混合性营养不良或慢性单纯性苔藓，发生或合并上皮内肿瘤或癌变的概率增高。

二、鳞状细胞癌

鳞状细胞癌占外阴恶性肿瘤的80%～90%，可由上皮内肿瘤发展而来，但多数是直接发生。最常见的症状是局部瘙痒，多位于大阴唇，也可在小阴唇、会阴、阴阜，约10%发生在阴蒂。大多数外阴鳞癌病因不明，多见于老年女性（平均63.3岁），组织学为典型鳞癌。少数外阴鳞癌（35%）与人乳头状瘤病毒（HPV）感染有关，又被称作HPV相关外阴鳞癌。后者见于较年轻女性（平均47.8岁），癌旁常伴有外阴上皮内瘤变（VIN）病变，有的可同时或先后伴有下生殖道其他部位的鳞状上皮肿瘤，手术治疗后复发率较高，但淋巴结转移率低，再次手术后效果较好；组织学类型主要为基底细胞样癌、湿疣样癌。

三、典型鳞癌

典型鳞癌又称角化鳞癌，最常见，分为高、中、低分化。高分化者以大小不等的鳞状细胞巢为特点，表面常覆以大致正常的鳞状上皮。细胞巢略呈圆形，常可见桥粒结构；巢中心有角化株，有时呈洋葱皮样，几乎取代整个细胞巢。中分化者的细胞巢内角化物较少，细胞分化略不成熟。低分化肿瘤的细胞呈实性片状、梁索状、小簇状分布，异型性明显，角化很少。

四、腺癌

外阴的原发性腺癌罕见，可以来源于皮肤附件、乳腺样组织、小前庭腺、尿道旁腺、巴氏腺或其他异位组织如子宫内膜异位或泄殖腔残余等。诊断时要结合肿瘤的部位，并注意除外转移性。

1.前庭大腺癌　又称巴氏腺癌。临床表现为大阴唇后部的深在肿块，但有局部手术或外伤史的患者肿瘤部位可以不典型。组织学类型可以是腺癌、鳞癌、腺样囊性癌、移行细胞癌、混合型癌、未分化癌等，其中主要是腺癌和鳞癌。肿瘤内常有残留的巴氏腺导管或腺泡，亦或在原有巴氏腺瘤的背景上发生。

2.其他类型腺癌包括乳腺、汗腺、小前庭腺等来源的腺癌。

五、疣状癌

疣状癌的外阴鳞癌多见于绝经后女性，阴道、宫颈及子宫也可发生，是一种与HPV不相关的高分化、非转移性鳞癌。大体上肿瘤体积较大，呈菜花样，不同于尖锐湿疣之处在于基底较固定，乳头圆钝且纤维轴心不明显，表面常有溃疡。镜下可见鳞状上皮呈宽带状延伸并形成乳头状生长，乳头的表面有角化过度和角化不全，纤维血管轴心无或纤细。鳞状上皮分化成熟，缺乏挖空细胞，棘层明显增厚，仅基底部可有轻微异型性。上皮脚粗大，呈球状或棍棒样挤压、推入上皮下间质。小活检取材浅表，诊断需结合临床大体所见。

鉴别诊断：主要与尖锐湿疣或湿疣样鳞癌鉴别：①体积较大，为孤立结节，表面有坏死及溃疡；湿疣体积小，常多发；②乳头的血管结缔组织轴心较纤细；③上皮分化成熟，仅基底部有轻微异型性；湿疣的表层挖空细胞易见，而湿疣样鳞癌有明确的异型性；④上皮脚向下呈推移性生长，而湿疣样鳞癌是基底部插入性浸润。临床上的所谓的“巨大湿疣”，病理形态则可能为较大的尖锐湿疣、疣状癌或湿疣样鳞癌。

慢性非特异性炎或其他原因引起的假上皮瘤样增生，表面无明显疣状及乳头状突起，上皮内炎症水肿明显；高分化鳞癌，上皮脚不呈球状，而呈小团状、舌状或条索状浸润，异型性更明显。

六、基底细胞癌

基底细胞癌见于中老年女性，生长缓慢，切除不彻底可复发，但极少转移。镜下特征是瘤细胞巢边缘细胞呈栅栏状排列，形态同其他部位皮肤基底细胞癌。若出现鳞状分化，则称“鳞状基底细胞癌”；若出现腺样结构，就称“腺样基底细胞癌”，这些都是其亚型；若为明确的鳞癌或腺癌成分，则称作混合性癌。

## 第三节 阴道肿瘤

一、囊肿

阴道囊肿相对少见，可以是炎症性或腺体潴留性的，也可以是鳞状上皮包含性的。最常见是鳞状上皮包含囊肿，常位于阴道前或后壁，一般临床无症状。它们的发生可能与外伤有关，也可能是发育畸形。此囊肿也可称为表皮样囊肿，囊内充满角化物质，被覆分化很好的鳞状上皮。其次是沃尔夫管残件囊肿，也称加特纳囊肿，位于阴道前侧壁或侧壁。常为单发、较小，最大直径约为2cm。囊壁被覆矮立方或柱状无黏液分泌上皮，有时部分上皮可发生鳞状上皮化生。此外，阴道尚可见巴氏腺囊肿和米勒囊肿等。

二、创伤或手术后病变

1.手术后梭形细胞结节　发生于子宫切除术后1～3个月内，在阴道残端，呈息肉样，但界限不很清楚。镜下以束状的梭形肌成纤维细胞和网状小血管为特征，常伴新旧出血、黏膜溃疡和炎症反应。由于结节中的梭形细胞较肥大、核分裂多见，而且病变的边缘并不很清楚，常需要与肉瘤相鉴别，了解近期有无手术史很重要。结节切除后没有局部复发的报道。

2.阴道残端肉芽组织　常在子宫切除后6个月左右发生。肉眼呈单个或多个小红色结节或息肉状病变，临床上易误诊为肿瘤再发或转移。镜下为肉芽组织。

3.放射性坏死　经术后放疗的阴道残端可以形成结节或息肉样病变，临床很像肿瘤复发。镜下的纤维肉芽组织可有异型性，表层黏膜上皮可因手术切除卵巢而萎缩。肉芽组织中增生的小血管闭塞，血管内皮细胞肿胀，核呈空泡状，很像浸润性癌，常需结合免疫组化鉴别。此外，萎缩的黏膜上皮仅保留基底和旁基底层细胞，需注意不要误认为上皮内肿瘤。

4.阴道脱垂　多次经阴道分娩后，可以形成阴道壁的膀胱、直肠膨出和阴道脱垂。局部黏膜上皮出现程度不等的棘上皮增生、角化及不全角化。

5.输卵管脱垂　手术切除子宫，特别是经阴道切除子宫手术后，有时见输卵管组织自阴道残端脱出。临床触诊时异常疼痛。镜下除水肿、肉芽和炎症外，可见输卵管结构。注意勿将输卵管伞和皱襞的乳头结构诊断为腺癌。

三、阴道纤维上皮性息肉

阴道纤维上皮性息肉主要见于成年人，儿童也可发病。可能是激素诱导的局部疏松结缔组织增生，也可能是病毒性阴道炎的一种间质慢性炎症性继发病变，简称为阴道息肉。常位于阴道下段侧壁，呈多发息肉状、指状和脑回状，直径为0.5～4.0cm。镜下为水肿的纤维血管间质，表面被覆鳞状上皮。有时，特别是妊娠时，息肉间质成纤维细胞有异型性，可见核较大、深染、不规则的巨成纤维细胞，有时可见多核巨细胞，需注意与葡萄状肉瘤区别。鉴别点是：无生发层，异型性主要表现为个别成纤维细胞样细胞，无明显幼稚的间叶组织及横纹肌分化；临床发病年龄较大，妊娠终止后或单纯切除后病变消失。

四、腺癌

阴道腺癌较少见。根据其临床病理特点可分为以下4型。

1.黏液腺癌　镜下与宫颈腺癌相似，有的病例在组织学上表现为肠型上皮，即肠型黏液上皮癌。多见于中老年人。

2.透明细胞癌　光镜形态与子宫或卵巢的同类型癌相似。较早的文献称之为中肾样癌，现在已公认它是起源于米勒上皮。免疫组化及电镜显示与发生子宫及卵巢的透明细胞癌相似。患者青年居多，平均年龄为17岁，12岁前及30岁后很少。肿瘤位于阴道的任何部位和（或）宫颈，60%位于阴道，多在上段前及侧壁；临床预后通常较好，小的病变可以手术治愈，浸润深度3mm以上者复发转移率增高。患者常有接触雌激素的历史，故提示这类型腺癌可能与雌激素或有关药物有关。

诊断时要注意与阴道腺病的微小腺体增生和阿–斯反应鉴别。两者均可发生在宫颈，也可见于阴道腺病。微小腺体增生时的腺体大小较一致，无明显癌性间质反应，细胞无明显异型性，透明细胞黏液染色强阳性等特点可与之鉴别；阿–斯反应则以细胞核的退变为特征。

3.中肾管源性腺癌常位于阴道侧壁，来源于中肾管残件。组织学呈现为分化较好的腺癌，通常在中肾管增生的背景上发生。

4.子宫内膜样腺癌常位于阴道直肠间隔，早期常无阴道或直肠黏膜侵及。它可以起源于异位子宫内膜，部分病例可见异位子宫内膜组织并存。

## 第四节　宫颈肿瘤

一、宫颈息肉

宫颈息肉是最常见的病变。凡是突出宫颈内膜表面带蒂状肿物均称为息肉，一般是单发，也可数个。小者直径几毫米，也可达2～3cm大小，甚至更大。组织学上可以分为以下类型：炎症型（炎症性肉芽性间质增生为主）、宫颈腺性增生型（以宫颈黏液腺增生为主，增生腺体可有囊性扩张）、纤维型（较成熟纤维组织增生为主）、血管型（肉芽性血管瘤样增生为主）、宫颈与子宫内膜型腺混合增生型、假蜕膜型（间质明显蜕膜变）以及假肉瘤型（间质为疏松的结缔组织并有少数核深染的巨成纤维细胞。最后一型要注意与葡萄状肉瘤鉴别，其中前者特点为：①异型巨细胞核深染，结构不清；②息肉内无幼稚的间质细胞；③无“生发层”和横纹肌肉瘤细胞。

宫颈息肉内的腺体或间质均可以发生各种类型的增生，也可恶性变。例如，表面上皮和腺上皮均可鳞化也可发生非典型性增生，甚至发生原位或浸润性癌。同样，有的腺癌或肉瘤也可形成息肉样外观。所谓“不典型宫颈内膜息肉”是指没有达到腺肉瘤指标的息肉，又称“腺肉瘤样息肉”，息肉的部分区域呈乳腺叶状肿瘤样特点，间质细胞的“围管”图像不突出。

二、宫颈腺上皮内肿瘤及腺癌

理论上宫颈腺体恶变过程如鳞状上皮一样，腺上皮的非典型性增生—原位癌—浸润癌也可能是一个连续过程，即从宫颈腺体上皮内肿瘤（CGIN）发展为浸润性癌的过程。但宫颈腺癌的癌前病变远不如鳞癌的癌前病变那样已被肯定并得到公认，由于缺乏充分的随访研究，宫颈腺体的非典型增生目前尚无统一明确的形态学诊断标准；

目前应用的CGIN的病理诊断名词是原位腺癌，发生部位多在移行区，部分为多灶性，常伴有鳞状上皮病变。浸润癌也可分为微小浸润癌及浸润性癌，定义与鳞癌相同，但通常由于测量困难，目前多以肿瘤的厚度和宽度取代。

1.原位腺癌　远较原位鳞癌少见，但常伴有鳞状上皮内病变。形态学定义是：具有恶性细胞特征，有时可见腺腔内简单乳头或筛状结构。细胞呈柱状，黏液或嗜酸性；拥挤、复层、出芽，染色质增粗，可见核分裂，常见位于上皮底部的凋亡小体和腺腔缘的核分裂。

与原位鳞癌一样，活检标本的原位癌，需要通过子宫全切或宫颈锥切标本充分取材、全面检查方能作出最后的诊断。下列几点可作为宫颈腺体原位癌的组织学诊断指标：①腺体的轮廓平滑，局限于原有的小叶结构内，相似于乳腺原位癌；②病变的腺体位于内膜内，深度不超过原有的内膜厚度；③与正常腺上皮同存在于一个腺体结构单位内即同一基底膜内，两者界限截然，无移行；④增生的腺小叶体积增大，细胞有异型性；⑤可以腺腔内筛状或简单乳头结构；⑥无明显间质反应（包括水肿、炎症细胞浸润及纤维化等）。以上几点中最主要的是小叶增生扩大，有异型性，可见核分裂，但无明确的浸润迹象。

宫颈腺体原位癌组织学主要分4型：宫颈腺型、子宫内膜型、胃型、肠型，以及一些少见的其他分类（如浆液性、透明细胞性和腺鳞癌等），常伴有鳞状上皮内肿瘤；其中肠型的细胞异型性不明显。认识这些不同组织学类型的原位腺癌的形态特点，易于工作中的判断，但其临床意义尚有待于进一步探讨。

2.微浸润性腺癌　又称早期（浅表）浸润腺癌，其定义与早期浸润鳞癌趋于一致即深度＜5mm，宽度＜7mm。但由于管泡状的宫颈腺体结构特点，原位癌的终点与浸润的起始点常很难确定，特别是原位癌的膨胀性浸润，使得浸润深度的测量很难达成共识。实际工作中，有时以测量病变的厚度取代。

浸润的细胞和结构的形态学特点与其他腺癌浸润类似，即亦可形成膨胀性和（或）插入性浸润图像，特征为：①腺体出芽或间质内有明确恶性细胞特点的单个细胞或不完整的腺体碎片；浸润的癌细胞胞质丰富，嗜酸性，核大而空，常有核仁；②周围有间质反应的恶性腺体；③腺体结构复杂分支或成簇融合的小腺体；④腺腔内无间质的恶性上皮呈筛状结构充填伴有周围间质反应；⑤位于正常腺体深层。实际工作中，10%～15%的病例在病理上明确微浸润很困难，可以用肿瘤的厚度取代。若病变累及活检组织的边缘或病变表面有溃疡形成时，作出微浸润的诊断应慎重。

3.浸润性腺癌　较少见，只占宫颈所有上皮性恶性肿瘤的约5%。临床主要症状是宫颈出血（>75%）。

大体观察：可呈结节、息肉状或形成溃疡等，约15%的病例在大体上无明显异常，或仅有宫颈肥厚，稍粗糙等变化。

光镜观察：宫颈腺癌的组织学类型是多种多样的，它可以呈现相似于米勒上皮的各型上皮的腺癌。组织学分型主要为普通型宫颈腺癌，部分为黏液腺上皮型、子宫内膜样型、透明细胞腺癌或腺鳞癌等，还有少量罕见的特殊类型，如腺样囊性癌、腺样基底细胞癌和微囊性腺癌等；不同亚型可混合存在。宫颈原发性浆液性癌少见，常同时伴有典型的宫颈腺癌，否则需除外输卵管来源的转移癌，特别是年长的患者。

宫颈内膜腺癌普通型患病的平均年龄为40岁，多数与高危HPV亚型的感染相关。病变常伴有原位腺癌，包括普通型或其他各亚型原位腺癌。浸润的方式包括插入性、膨胀性和外生性，常重叠混合存在。绒毛腺管状癌发病亦与高危HPV亚型的感染相关，形态类似子宫内膜癌的绒毛管状亚型，以丛状外生结构为特点，活检材料通常不见浸润。透明细胞癌的发病平均年龄为40～50岁，也可见于儿童或少女。形态同子宫的透明细胞癌。

典型的宫颈腺癌诊断并不困难。主要注意与转移到宫颈的腺癌和宫颈腺体的良性病变鉴别。由于子宫内膜、输卵管及卵巢癌的组织类型可以与宫颈腺癌相似，故诊断宫颈原发性腺癌，特别是晚期宫颈腺癌时要注意除外转移性。组织学上难以鉴别时，免疫组化染色癌胚抗原阳性有助于宫颈腺癌的诊断，而雌激素受体、孕激素受体和波形蛋白阳性有助于子宫内膜癌的诊断；$WT_1$阳性的浆液性癌多数源于输卵管；还要依靠大体标本的观察、取材、详细病史及临床上全面检查鉴别。

组织学上高分化的腺癌，特别是高分化的黏液腺癌伴有炎症较明显时，易误诊为炎症性增生。腺癌的以下特点可作为与增生的鉴别：①呈结节状或不规则增生，超出原有正常叶状结构单位，即不局限于小叶内，原有的结构消失；②腺腔明显大小不一，结构不规则；仔细检查，特别是多切片时常可见不规则索条状或具有较明显异型性、不完整腺腔状结构；③增生腺体有较深层组织浸润；④虽然细胞可呈单层，但核常增大，深染，形状不规则，染色质较粗大等，有时可见病理核分裂；⑤有时可有异型性核上移，极向紊乱，凋亡的核碎片；⑥有明显炎细胞、水肿及纤维间质等间质反应。

不一定每一个视野都有间质反应，但仔细检查都可见上述间质反应。

妊娠期宫颈上皮可有明显阿-斯（A-S）反应，细胞核增大，胞质透明，但以下几点可与宫颈透明细胞腺癌鉴别：①妊娠发生的A-S反应，虽然核可增大，深染，但无核分裂活性，更无病理核分裂；②腺体较规则，无明显囊性扩张，也无实性索状增生；③无癌性纤维性间质反应；④无深部组织的浸润等。

## 第五节　子宫肿瘤

一、宫腔妊娠

临床上宫内孕或宫外孕的诊断有时需要通过刮宫来进行鉴别。当送检物有绒毛、胚胎或含滋养细胞时，诊断并不困难。然而在实际工作中，有的患者在刮宫前胎囊已经流失，甚至在极少数情况下，输卵管异位妊娠的个别绒毛，可以反流入宫腔。这些都会直接影响对宫内孕或宫外孕的正确判断。组织学上，宫内孕的最直接证据是对刮宫物中“胎盘床”的确认，在刮宫物不含胎囊时，仍可明确诊断宫内孕。“胎盘床”的形态特点是由扩张的血管、纤维素样物及中间型滋养细胞构成，中间型滋养细胞由大而深染的细胞核、嗜伊红的纤维素样物和明显的迂曲扩张的血管使其在低倍镜下呈多样杂色的图像。高倍镜下，确认铺砖状蜕膜细胞间有散在中间型滋养细胞是诊断的关键，有时退变的蜕膜细胞或子宫内膜腺上皮的细胞核皱缩而深染，很像滋养细胞，但通常细胞的体积较小，胞膜更清楚；免疫组化染色中间型滋养细胞CK和hPL均阳性可与前两者鉴别。其他改变如：腺体阿-斯征、腺上皮毛玻璃核、间质广泛蜕膜样变等，尽管形态上有特征性，但对宫内孕并不具有诊断意义。这些变化只是患者体内激素状态的表达，同样可发生在宫外孕、体内激素不平衡或服用孕激素等。

二、子宫内膜增生与上皮内肿瘤

按WHO（2014）标准将子宫内膜腺体增生性病变分为功能性和肿瘤性两类：多克隆性增生被命名为“无异型性的增生”，是机体对（内源性或外源性）高雌状态的生理反应；单克隆性增生有发展为癌的可能性，被称作“子宫内膜上皮内肿瘤”。由于这组疾病对雌激素有依赖性，生育年龄女性的子宫内膜增生性病变经刮宫及孕激素类药物治疗后，多数病变可退缩，少数病变持续，极少数可缓慢发展为分化较好的子宫内膜样癌。

1.无异型性的增生　即子宫内膜的良性增生包含了旧版分类中的单纯增生和小部分复合增生，是子宫内膜对机体高雌状态的生理性反应。

大体观察：病变的子宫体积可稍增大，内膜明显、弥漫性增厚，有时呈弥漫息肉状。刮宫物的量较大，可以混有红色光滑的息肉样组织。

镜下病变弥漫累及内膜的功能层和基底层。增生的腺体轮廓不规则，疏密不一，随机分布。或由于间质同时增生而不表现出腺体拥挤，或由于腺体的轮廓不规则，密度增高或拥挤，可以“背靠背”，间质明显减少但仍存在。特点是无论疏密区域，其腺体细胞的形态相同。增生的腺体常伴有上述各型化生。腺体结构不规则，随机分布，由于间质成分也增多，腺体不拥挤。

2.子宫内膜上皮内肿瘤（EIN）　即雌激素依赖型增高内膜癌的前驱病变，包含了旧版分类中的子宫内膜不典型增生及部分复合增生。

大体观察：内膜可以增厚或很薄，也可呈息肉或斑块状。

光镜观察：刮宫物的量可多可少，病变呈局灶、多灶性或弥漫分布。病变区腺体成分增多，间质比例少于腺体，但仍存在；在腺体密集的同时伴有腺上皮细胞的变化，这种细胞的变化以病变周边的背景腺体为参照，是因人而异而不必具备旧版中经典的腺上皮异型性的形态学诊断标准，即虽然常常但不必须具有细胞的极向紊乱或消失；不规则复层排列；细胞核增大变圆，不规则，核仁明显。这组雌激素依赖的内膜病变的共性是都常伴有各型化生，EIN也随之形成各种化生亚型，如黏液型、分泌型、乳头型等，同相应的子宫内膜样癌的各亚型。灶性病变的最大径需大于1 mm有诊断意义，病灶之间可有正常、萎缩或增生的子宫内膜腺体。按病变的程度不同，分为灶性、多灶性、弥漫性EIN，相当于轻、中、重三度；因为弥漫性EIN合并内膜癌的概率增高，对于保守治疗的患者需要密切观察。

刮宫材料中的小簇状、伴有细胞改变的腺体密集，形态不能达到EIN指标的病例，需要诊断中加以描述并提示临床随诊，有学者对143例这类病例的刮宫随诊进行研究，其中23％之后随诊发现肿瘤性病变包括27例EIN和6例内膜癌，其中半数发生在之后的1年内。提示临床随诊的必要性。

不同类型的增生性病变，甚至与子宫内膜样癌，均可以同时混合存在。我们在1993年对增高内膜增生病例的研究中，曾观察到这种现象。无异型性的增生与EIN界限截然，而EIN与内膜癌则有移行。在因弥漫EIN而切宫的标本中，合并癌的概率可高达25%。

关于病变区域的癌基因表达，受到激素等多种因素影响，在临床工作中意义有限。少数EIN病变，甚至进展为癌的病变，抑癌基因并无缺失，可能还存在其他未知的基因改变有待研究；目前EIN的诊断仍以组织形态评估。

鉴别诊断：无异型性的增生/EIN的鉴别不难，但伴撤退性出血的间质崩解可以造成腺体密集的假象，加之细胞修复性改变可能误认为EIN。EIN/分化好的癌有时很难鉴别，尤其是在刮宫物诊断时前两者的鉴别主要依据腺上皮有无浸润性的改变，即形态上腺体结构的是否保留有正常子宫内膜的管状结构，以腺体复杂性和有无间质反应为重要的依据，目前尚无其他特异性标记检测方法鉴别。间质浸润的形态学特征主要为：①腺体结构呈筛状、迷宫样连续的腺腔、融合的腺体或分支乳头、实性片状，或伴有间质反应的僵硬腺体或鳞状结构，面积大约2.1mm² 以上；②间质消失或水肿、坏死或纤维化，由梭形成纤维细胞或肌成纤维细胞取代正常的子宫内膜短梭形小间质细胞。但若出现明显异型的上皮细胞呈紊乱或片状的堆积，则无须强调腺体的复杂结构和间质浸润的面积而直接诊断为中或低分化癌或高级别癌。

三、子宫内膜癌

子宫内膜癌是指具有浸润肌层和远处扩散的潜能的、原发于子宫内膜的上皮性肿瘤。从病因学上主要分两大类：绝大多数（80%~85%）为雌激素依赖的预后较好的子宫内膜样癌，又常被称作普通型子宫内膜样癌；少数（10%~15%）为非雌激素依赖的侵袭性较强的癌，又称特殊亚型癌。形态学上，前者具有不同程度的子宫内膜样分化，后者则表现为与除子宫内膜以外的其他苗勒管组织（如卵管、宫颈及阴道上段）相类似的上皮分化。

日常病理的诊断工作直接关系到临床的手术范围、术后治疗和对预后的评估。对术前刮宫确诊为高级别或高危亚型的子宫内膜癌，无论是否合并肌层浸润，治疗上均直接采用规范的临床分期手术；而对分化较好的癌则需通过术中冷冻了解肌层浸润的情况，进一步决定手术范围；最后的病理诊断应包括肿瘤的组织学类型、分化程度、侵袭范围（包括肌壁深度、是否累及子宫下段或宫颈、有无血管瘤栓、附件和淋巴结状况、腹腔冲洗液的细胞学检查）、瘤周内膜的状态和其他与预后相关的指数（包括激素受体状况、DNA倍体、肿瘤基因表达和增生指数等），为术后治疗提供可靠依据。

组织形态学上，子宫内膜样癌常伴有其他变异成分或鳞状上皮分化而形成各种亚型，这些组织学上的伴随特征对预后一般无直接影响，均归为Ⅰ型癌。少数子宫内膜癌表现为非子宫内膜的其他苗勒管上皮分化，这些类型的内膜癌多数侵袭性较强，复发率可高达60%以上，又被称作Ⅱ型癌。很少见情况下，这2型癌可以同时存在。认识到这些对诊断和指导临床治疗很有必要。

1.子宫内膜样癌：由子宫内膜样腺体构成。肿瘤分化好时需要与EIN/不典型增生鉴别，分化差则与肉瘤或未分化癌难鉴别，特征性的图像是出现腺管或绒毛腺管状结构，被覆的是复层柱状上皮。分化好时与EIN的鉴别是间质消失和腺体的结构改变，包括融合、实性、筛状、迷路和绒毛腺管状等。同时伴有突出的腺体结构改变以及种种上皮的化生–增生–癌时则形成各种亚型包括鳞化型、绒毛腺管型、分泌型等，这些亚型并无特殊的生物学意义，其分化程度仍按腺体结构分级。

2.黏液性癌：普通子宫内膜样癌常伴有灶性黏液样上皮分化，当这种黏液分化的肿瘤成分所占比例大于50%时，则分类为黏液性癌。组织学图像同宫颈黏液腺癌。

鉴别诊断：应注意与原发宫颈内膜的腺癌区分，因两者的手术范围不同。刮宫诊断时采取分段刮宫方法，注意观察肿瘤周围的正常组织和分化方向，是否混合有更典型的内膜分化图像等常可提示发病部位；此外，免疫组化p16、癌胚抗原、波形蛋白、雌激素受体、孕激素受体和组织化学AB/PAS染色也能有所帮助。子宫内膜黏液性癌还需注意与黏液化生鉴别，特别是刮宫物的诊断。前者虽然常常分化较好，但无论是腺体结构还是细胞核，仍具有恶性特点；而黏液化生不具有复杂的腺体结构。对不能确诊的病例，特别是绝经后女性，可切除子宫以除外黏液性癌。微腺体型黏液性癌多发生在子宫下段，通常免疫组化p16阳性/PAX2阴性表达。在刮宫时容易误诊为宫颈小腺体增生或宫颈腺癌，若在刮宫的内膜中混有较多的小黏液腺体，需引起警惕。

3.浆液性子宫内膜上皮内癌：又称子宫内膜上皮内癌或子宫表层癌。近年来被明确定义为非雌激素依赖型子宫内膜癌的早期病变。少数早期病例，病变仅限于内膜内，手术切除的标本并没找到明确的肌层浸润，但却同时已有或手术后数年发现有盆腔的SPC，其发生的机制可能与卵巢浆液性肿瘤合并腹膜病变相同。

大体观察：内膜可以增厚或很薄，常呈息肉或斑块状。

光镜观察：在萎缩的子宫内膜背景中，局部表面上皮和腺体衬以恶性肿瘤细胞。瘤细胞的形态同浆液性癌，常形成小乳头或鞋钉样；细胞核增大，核染色质粗或空泡状核，核仁增大嗜酸，核分裂多见。

液性乳头状癌相似，乳头较短粗，被覆的上皮异型性明显，细胞核大而圆，常有嗜酸性核仁，部分病例可见砂粒体；乳头表面成簇的上皮细胞“出芽”和散在及成团的游离细胞具有特征性；免疫组化p16、p53弥漫阳性表达。后者与结肠的绒毛腺管状腺瘤相似，乳头结构细长平滑，呈绒毛状，表面被覆的复层柱状上皮，分化较好。2种乳头结构的鉴别对指导临床手术范围有重要意义。1994年报道的9例浆液性癌和10例绒毛腺管状子宫内膜样癌的临床病理对照分析显示：2组术前均为临床Ⅰ期病例，但前者术后病理证实肌层浸润达8/9例，侵及宫颈4/9例，部分（6/9例）甚至播散至卵巢、输卵管、盆壁、大网膜、淋巴结及肝内；而后者无一例发现子宫外播散，仅有3例浅肌层和1例深肌层浸润；说明浆液性癌的侵袭性强。

鉴别诊断：EIC与浸润性浆液性癌的鉴别是病变小于1 cm，没有融合的腺体或明确的间质浸润。如果形态上有融合的腺体或明确的间质浸润，但病变不足1 cm，可称微小浆液性癌。应强调指出的是，没有明确浸润的子宫EIC也可发现腹腔或生殖道其他部位的转移性浆液性癌，可能是源于输卵管隐匿癌。

EIC还需与子宫内膜的良性化生鉴别。嗜酸性和鞋钉样变的细胞有时可有增大深染的细胞核但缺乏明显的核仁；有时虽有明显的核仁，但核大小一致，染色质匀细，核膜光滑，无核分裂。输卵管上皮化生时也可见增大深染的细胞核，但同时还混杂有其他如纤毛细胞等细胞，核仁不明显。这些良性病变的p53阴性表达和Ki67低增生指数均可与EIC鉴别。

4.浆液性癌：又称浆液性乳头状癌或子宫乳头状浆液性癌，属Ⅱ型内膜癌，侵袭性强。有学者观察到，在与普通型子宫内膜样癌混合存在时，其所占比例25%以上者，生物学行为则为浆液性腺癌。故而提出，在刮宫物中若发现浆液性腺癌成分，即使仅为灶性，亦应在诊断中作出说明。

病变的子宫内膜有时肉眼正常或仅作息肉状，甚至萎缩，瘤组织的肌层浸润和子宫外播散肉眼亦不明显，需要仔细观察并广泛取材，以免不恰当的分期。肿瘤具有侵袭淋巴管的倾向，70%～87%的病例诊断时已有肌层的浸润或淋巴管内瘤栓，临床Ⅰ期的病例中，50%手术时已有盆、腹腔的播散。

鉴别诊断：浆液性癌在形态上应与绒毛腺管状子宫内膜样腺癌区别。虽然同样具有乳头状结构，前者与卵巢的浆液性乳头状癌相似，乳头较短粗，被覆的上皮异型性明显，细胞核大而圆，常有嗜酸性核仁，部分病例可见砂粒体；乳头表面成簇的上皮细胞“出芽”和散在及成团的游离细胞具有特征性；免疫组化p16、p53弥漫阳性表达。后者与结肠的绒毛腺管状腺瘤相似，乳头结构细长平滑，呈绒毛状，表面被覆的复层柱状上皮，分化较好。2种乳头结构的鉴别对指导临床手术范围有重要意义。1994年报道的9例浆液性癌10例绒毛腺管状子宫内膜样癌的临床病理对照分析显示:2组术前均为临床Ⅰ期病例，但前者术后病理证实肌层浸润达8/9例，侵及宫颈4/9例，部分(6/9例)甚至播散至卵巢、输卵管、盆壁、大网膜、淋巴结及肝内；而后者无一例发现子宫外播散，仅有3例浅肌层和1例深肌层浸润；说明浆液性癌的侵袭性强。

刮宫标本中，浆液性癌还需注意与良性的乳头或微乳头状化生鉴别，后者一般发生在子宫内膜表面上皮或开口于表面上皮的上皮下腺体，成簇的细胞性乳头常伴有炎细胞的浸润和不同程度的退行性变；免疫组化p53和ki67指数也可协助评估。此外，透明细胞癌的组织学特征与浆液性癌有重叠，两者的乳头结构相似；若同时混有管状-囊性图像、明显的透明细胞和“鞋钉样”细胞或突出的淋巴细胞浸润提示为透明细胞癌。浆液性癌的治疗原则是进行正规的肿瘤分期手术和术后化疗，尽管化疗的疗效尚有待于进一步证实。近年也有学者研究对分期手术后明确为肿瘤小于1cm、没有肌层或血管浸润的微小癌进行单纯性手术治疗。

5.透明细胞癌：是另一种Ⅱ型子宫内膜癌，形态上以富于糖原、胞质透明的细胞和鞋钉样细胞所形成的片状、管状、迷宫样和乳头状图像为特征。虽然称谓为“透明细胞癌”，其诊断却是以特有的上述多种组织图像，而不是胞质的透明为指标。与富于糖原的子宫内膜样癌不同，透明细胞癌的异型性更明显，组织图像与卵巢的透明细胞癌相同。虽然此型癌的预后较差，但局限于子宫的透明细胞癌要好于同期的浆液性癌。

6.神经内分泌肿瘤：少见，发生率不足内膜癌的1%。以小细胞神经内分泌癌相对常见，其形态及诊断标准均同肺小细胞癌，免疫组化染色可以证实其神经内分泌分化，常与腺癌同时存在，多伴有瘤栓。

7.混合型腺癌：是指Ⅰ型和Ⅱ型内膜癌混合存在，多见于子宫内膜样癌与浆液性癌混合，后者比例至少占5%。诊断报告中要注明比例，一般认为Ⅱ型内膜癌的比例占25%以上提示预后不良。

四、子宫内膜间质-平滑肌肿瘤

子宫内膜间质-平滑肌肿瘤很少见，以往又称间质肌瘤。诊断要求两种成分的比例均占30%以上，因为这两种肿瘤可有少量彼此相互分化。近年Oliva等报道的15例这类肿瘤病例中，7例患者随诊1年以上，6例临床良性，1例浸润性生长的肿瘤术后4年复发为典型的间质肉瘤。而在Schammel等9438例的病例报道中，16例为浸润性生长，其中3例术中见子宫外扩散和（或）术后复发，其复发瘤的成分为平滑肌、间质或仍为两者混合分化。目前多数学者认为，为了更好地指导临床治疗，应将浸润性生长的肿瘤命名为子宫间质肉瘤伴平滑肌分化。

# 参考文献

[1]胡亮，王智彪.子宫肌瘤聚焦超声消融手术后再干预的风险预测研究及多中心卫生经济学评价[D].重庆：重庆医科大学生物医学工程学院，2020.

[2]胡玉红，黄向华，王振海，等.78例子宫富于细胞型平滑肌瘤临床病理分析[J].实用妇产科杂志，2009，25(1)：22-24.

[3]刘云畅，张炼.影响子宫肌瘤高强度聚焦超声治疗后局部复发相关因素的探讨[D].重庆：重庆医科大学生物医学工程学院，2018.

[4]王芳，刘惠琴，张志杰.阴道正常分娩对盆底组织的影响及产后康复治疗措施分析[J].实用妇科内分泌杂志(电子版)，2017,4(018)：27-28.

[5]王振骏.子宫肌瘤的病因学研究进展[J].医学综述，2016(16期)：3158-3161.

[6]潘振球，范丽英，金亚蓓.不同剂量米非司酮治疗围绝经期子宫肌瘤诱导绝经的临床效果观察[J].中国生化药物杂志，2015,35(12):79-80.

[7]中华医学会妇产科学分会妊娠期高血压疾病学组.妊娠期高血压疾病诊治指南(2020)[J].中华妇产科杂志，2020，55(4):227-238.

[8]柳燕.分析女性妊娠过程中合并糖尿病时给予孕期保健护理的临床效果[J].中国医药指南,2023,21(36):154-156.

[9]陈瑞云.孕期营养指导配合运动干预对妊娠糖尿病孕妇分娩方式的影响[J].中国医药指南,2021,19(34):11-13.

[10]赖娟娟,薛立春,林莉莉,等.三级围生保健对妊娠期糖尿病产妇分娩方式及妊娠结局的影响[J].中国妇幼保健,2021,36(10):2228-2230.

[11]王兰.孕产妇保健与新生儿护理.青岛：青岛出版社，2003.

[12]朱爱娥.孕产妇健康手册.长春市.吉林科学技术出版社，2003.

[13]冯力民，廖秦平.妇产科疾病.北京：高等教育出版社，2014.

[14]陈瑛，王绍海.妇产科速查.北京：人民军医出版社.2009.

[15] 沈慧敏等，妇产科临床手册. 北京：人民军医出版社. 2006.
[16] 庞义存，王健，郑军廷. 妇产科规范化诊疗. 武汉：华中科技大学出版社. 2009.
[17] 田扬顺. 妇科肿瘤临床病理学. 北京：人民卫生出版社. 2001.
[18] 回允中. 妇产科病理学图谱. 北京：人民卫生出版社. 2011.